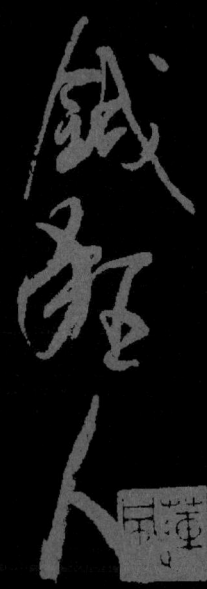

『東洋医学の宇宙』 正誤表

下記の箇所に誤りがございました。
訂正するとともに深くお詫び申し上げます。

株式会社 緑書房

①5頁、56頁の図版　　　【誤】「絡書」→【正】『絡書』

②18頁の20行目
【誤】「たとえば玄米は体を冷やす働きをします。白米は温涼寒熱の平、中間です。体の弱い人がいつも玄米ばかり食べていたら余計に身体を冷やしてしまうことになります」

【正】「たとえば玄米は体を温める働きをします。白米は温涼寒熱の平、中間です。熱証の人がいつも玄米ばかり食べていたら余計に身体を温め、バランスを崩してしまうことになります。」

③85頁（例4）死者の書　　【誤】「パドル・トゥドゥル」→【正】「パルド（パルドゥ）・トゥドゥル」

④150頁14行目　　【誤】「この「素問」の中に」→【正】「『老子』の中に」

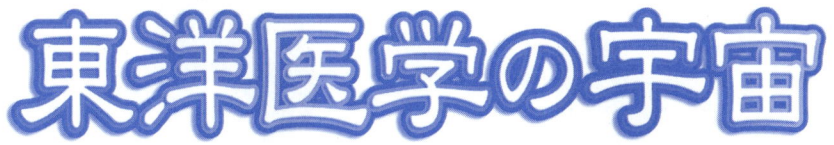

太極陰陽論で知る人体と世界

藤本蓮風 著

緑書房

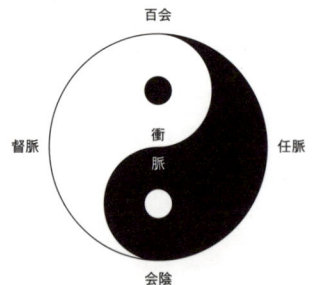
陽が上、陰が下にきている
太極陰陽図

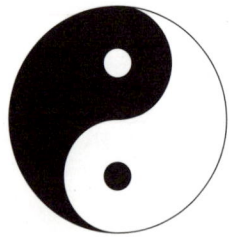
陽が下、陰が上にきている
太極陰陽図

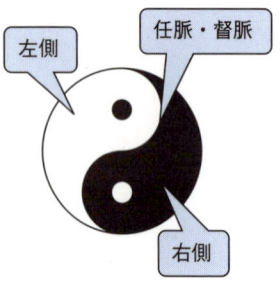
身体の左右は
任脈・督脈が境界となって
分かれる陰陽図

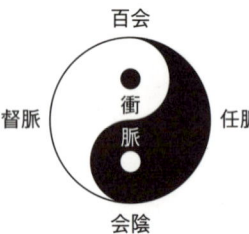
一元三岐の陰陽図

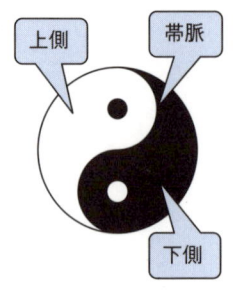
身体の上下は
帯脈が境界となって
分かれる陰陽図

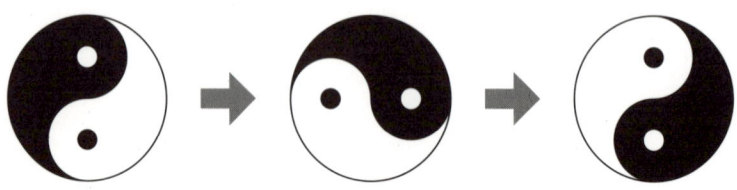
陰陽図の変化（陽は上へ上り、陰は下へ下り、右回転していく）

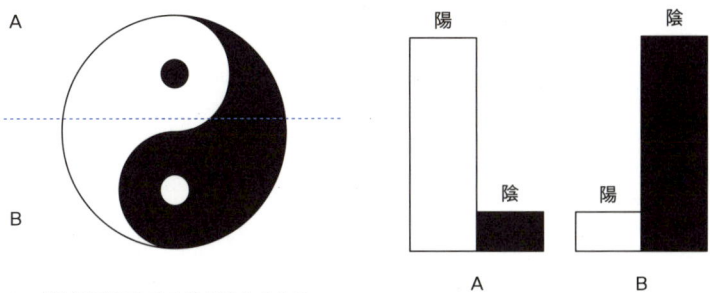

A：陽が旺盛になると陰が少なくなる
B：陰が旺盛になると陽が少なくなる

消長の法則

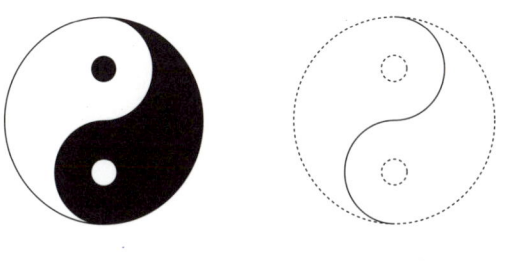

※実線部分が「境界」

太極図と境界

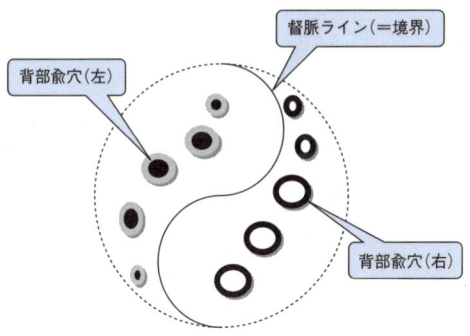

少し変わった太極図

時間軸のベクトル

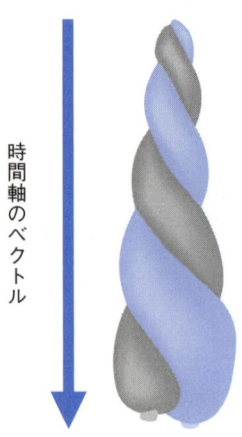

現在・過去・未来へと向かって回転し続ける太極陰陽立体図
（単純な回転ではないことを示している）

太極陰陽図

4

立体図

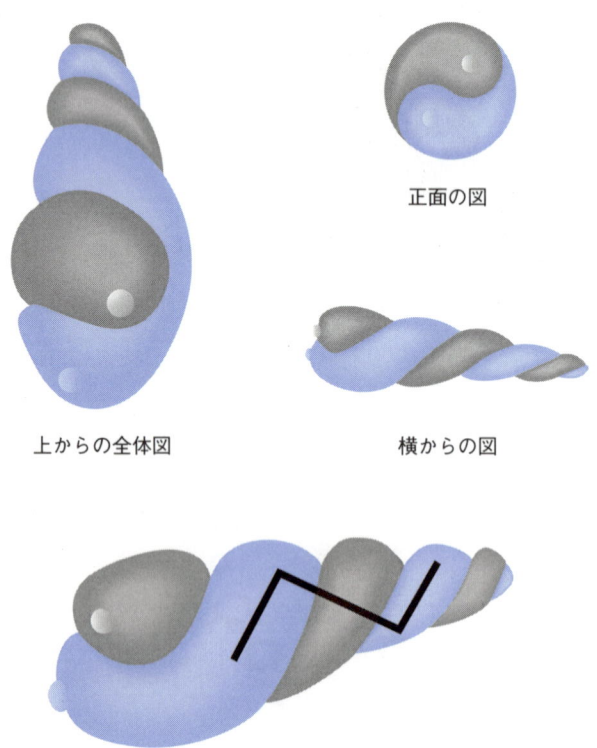

正面の図

上からの全体図　　横からの図

立体図におけるＺの法則

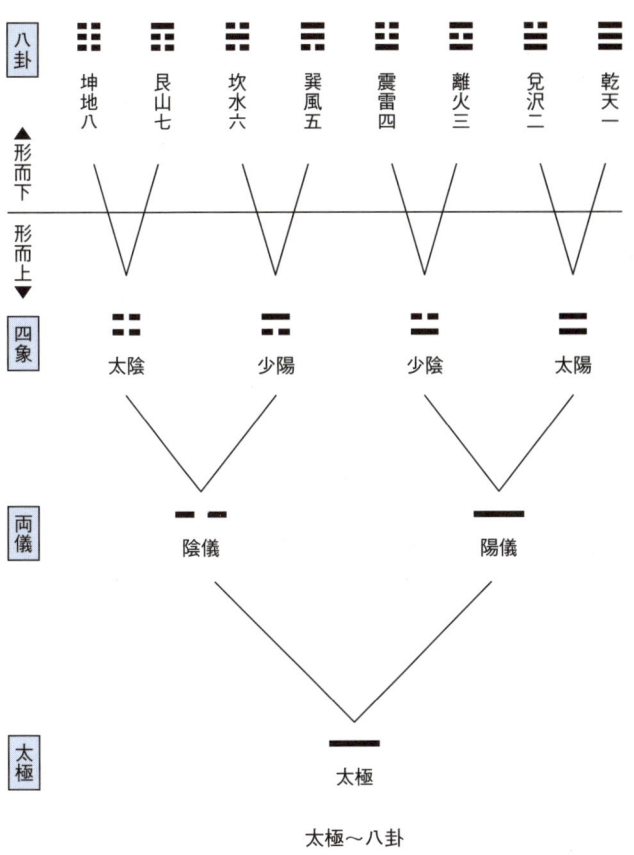

太極〜八卦

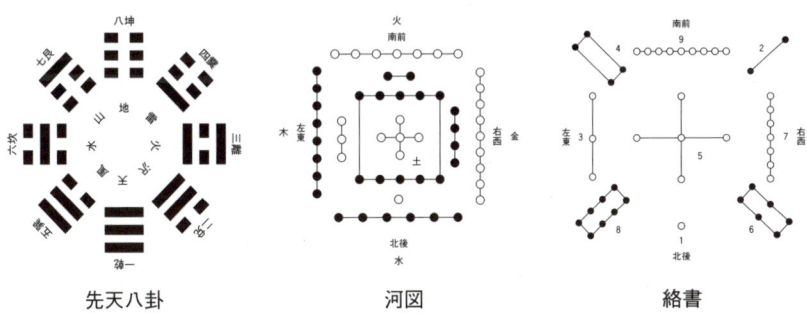

先天八卦　　　　河図　　　　　　絡書

目　次

太極陰陽図 ……………………………………………………………… 2

巻頭言 …………………………………………………………………… 8

序　章　東洋医学のバイブル『黄帝内経』………………………… 11

第一章　太極陰陽論を生み出した背景 ……………………………… 21
　1　文化人類学的発想 ……………………………………………… 22
　2　人々の生活の規定と自然環境 ………………………………… 22
　　①自然環境　②生活様式の違い(狩猟民族と農耕民族)　③多民族の大融合
　3　農耕民族の特性 ………………………………………………… 26
　　①農耕民族はあらゆる価値観を認める　②暦を作る必要性
　4　天体観測 ………………………………………………………… 27
　5　西洋の弁証法との比較 ………………………………………… 28

第二章　太極陰陽論を理解する ……………………………………… 31
　1　『易』は単なる占いではない ………………………………… 32
　2　易学を学ぶ前に ………………………………………………… 35
　　①陰陽論哲学思想に至る道程　②諺にみる陰陽論　③陰陽の四つの特性
　　④陰陽理論を学ぶための参考書
　3　気一元の世界 …………………………………………………… 40
　　①元気学説　②気と陰陽の関係
　4　易学入門 ………………………………………………………… 42
　　①易の字解　②易の三つの真理　③八卦の意味　④八卦の順序　⑤河図
　　⑥先天八卦　⑦後天八卦
　5　「陰陽と太極」について ……………………………………… 57
　6　「二元的一元論」……………………………………………… 60

第三章　太極陰陽論 16の法則 ……………………………………… 61
　1　対立の統一の法則 ……………………………………………… 63
　2　連続性と不連続性の法則 ……………………………………… 67
　3　常と変の法則 …………………………………………………… 69
　4　境界の法則 ……………………………………………………… 72
　5　消長の法則 ……………………………………………………… 73
　6　平衡の法則 ……………………………………………………… 77
　7　互根の法則 ……………………………………………………… 80
　8　循環の法則 ……………………………………………………… 83
　9　転化の法則 ……………………………………………………… 86
　10　異極は相求め、同極は相反発する法則 …………………… 89
　11　標本緩急の法則 ……………………………………………… 90

12	陰中の陽、陽中の陰の法則	91
13	陽は昇り、陰は降るの法則	93
14	Zの法則	96
15	陽は発散、陰は収斂(凝縮)の法則	99
16	陽は陽へ、陰は陰へ集まる法則	100

第四章　太極陰陽論における法則性の相互位置関係と適応の問題 … 103

1	対立の統一の法則と循環	105
2	連続性と不連続性の法則	107
3	常と変の法則	108
4	「境界の法則」と「平衡・消長の法則」の関係	109

〔1〕陰陽が著しく傾いた時に境界が働く　〔2〕督脈について
〔3〕奇経と境界の法則　〔4〕左右の陰陽とはどういうものか
〔5〕消長の法則と治療の時期　〔6〕「平衡の法則」における生理と病理
〔7〕「消長の法則」「平衡の法則」は絶対法則

5	「境界・消長・平衡の法則」から「転化の法則」へ	120
6	「消長の法則」は「循環の法則」につながっている	121
7	互根の法則	125

〔1〕互根の法則は臨床においては部分法則である　〔2〕互根の法則が適用できるのはどういう時か　〔3〕「平衡・消長の法則」と「互根の法則」の決定的な違い

第五章　人間救済の論理　～老荘思想における太極陰陽論～ … 129

1	哲学とはなんだろう？	130
2	古代中国思想における老荘哲学	133
3	儒家と道家の相対する主張	134
4	老子	136
5	道の思想	137

① 道は"無"を主張する　② 道は形なき形で形而上のこと　③ 道は根本的一なるもの
④ 道は永遠に満つることのないもの　⑤ 道は限りなく疲れを知らないもの
⑥ 道は万物を生み出すこの世界の母　⑦ 道は大いなるもの　⑧ 道はあるがままのもの
⑨ 道は無為である　⑩ 道は無為にして無不為

6	太極陰陽論からみた老子の世界	143
7	道に生きる	145
8	足ることを知る	148
9	「補」「瀉」に秘められた意味	152
10	「相対性」を忘れない	153
11	否定の論理	155

まとめにかえて … 160

主な人物・用語解説　参考文献 … 164

謝　辞 … 166

巻頭言

　仕事がら、私は難病といわれる潰瘍性大腸炎の患者さんをよく治療します。この疾患にはさまざまな症状が現れますが、なかでも出血を起こす原因として、大きくふたつに分けることができます。

　ひとつは正気の弱りによるもの（気血の弱り、脾不統血による出血）、もうひとつは肝鬱化火などによる熱が血絡を傷っていくものです。そのほか、細かくみればいろいろあるので、出血しているからといって単純に「どこの穴を使えば良い」というわけにはいきません。要するにそれぞれの病因病理に合わせて治療をするのです。

　脾不統血であれば脾を補うようにします。熱に由来するものであれば熱を叩きますが、重要なことはその熱が肝から生じたものか、胃の腑から生じたものか、あるいは外邪が体の中に入って熱化したものであるかを判断することです。いずれにしても症状を正確に分析して原因を把握すれば、出血を止めることができるでしょう。

　私は今から15年前に、長女を急性の白血病（リンパ腺白血病）で亡くしています。残念ながら彼女の末期には、どんなに治療を施しても出血を止め、症状を和らげることはできませんでした。その当時の私には、まだ完璧な治療法が身についていなかったことが今でも悔やまれます。

　その後、本書のテーマである「陰陽」をとことん学び、「陰陽」に基づいた正確な判断による治療法を実践できるようになりました。

　出血の原因についても、「陰陽」をよくわきまえたうえで、寒熱か虚実か（特に虚実において）を正確に判断することが重要になります。

　たとえば、正気の弱りが原因ならば、どこの臓が弱っているのか。気が弱っているのか、血が弱っているのか。熱が中心になる実であれば、その熱はどういう熱なのか。場合によっては虚熱によって出血することもあります。

　いずれにしても**陰陽をよくわきまえて**、この陰陽に則って患者さんの治療にあたることが非常に重要になるのです。

現在、私は急性白血病にもある程度の効果を認めており、今後も改善させられる可能性が十分あると思います。

　例を挙げましょう。ある患者さんの増加していた白血球数が途中で止まり、なおかつ減少しました。こういう現実、信じることができますか。

　その患者さんの治療には陰陽論、臓腑経絡学、その他あらゆる東洋医学の手法を用いてチャレンジしました。患者さんはもう退院されています。その後、その患者さんは、便秘薬しか処方されていません。抗がん剤もなにも使っていないのです。

　これぞ私のいう、東洋医学の思想を学び、東洋医学を基にした治療の成功例といえるでしょう。

　かの『素問』に「病を治するには必ず本を求む」とあります。あらゆるものは変化する、ゆえに我々の体を動かす原理もそこにあるということを理解しなければならないと説いているのです。

　この『素問』を初めて手にとったとき、「鍼で何でも治すことができる！」と、私は非常に興奮しました。またそう信じることもできました。

　「全てのものは陰陽から成り立つ」。だから陰陽をしっかり理解すればよいということです。

　本書の目的は「老荘哲学が人々を救済するのにどのように陰陽を使っているのか」というようなことをお話しながら「物事の本当の幸福とは何か、人間にとって本当の自由とは何か」ということを、この陰陽論を踏まえて展開していくということです。

　そして、この陰陽論をよりよく理解してもらうため、基礎編、理論編、臨床運用編、老荘思想の陰陽論と、順序立てて展開していきます。

　また私の講義は、**実践から得た法則性**を第一の主眼にしています。

　もちろん基本的な易理論も学びますが、医易学のオーソドックスな学問としての側面というよりは、専ら陰陽の実践性を重んじた立場、臨床にあたってどのように応用していくのかということを中心に、お話していこうとするものです。

著者記す

本書は北辰会が主催した研修会の講義内容をまとめたものである。

序　章

東洋医学のバイブル
『黄帝内経』

東洋医学のバイブルとされている『黄帝内経』は、『素問』と『霊枢』の二つから構成されています。紀元前400〜200年頃に著されたといいますから、今から2500年ほど前に成立したことになります。
　まず最初に、鍼灸の世界を目指す人たちにとって、『素問』の第五篇、「陰陽応象大論」が非常に重要であるといっておきます。
　81篇から成る『素問』は「上古天真論」から始まり、「四気調神大論」、「生気通天論」、「金匱真言論」、「陰陽応象大論」……と展開していくのですが、その内容には非常に深い意味があります。だからこそ今でも幅広く読まれているのでしょう。
　さて、現存する『素問』は762年に王冰によって編纂されたもので、それ以前の『素問』とは違っています。
　たとえば、現在私たちの目にする『霊枢』は「九鍼十二原」から始まっていますが、鍼灸師にとって欠かすことのできない『鍼灸甲乙経』では、「精神五臓論」（『霊枢』本神──鍼にとって何が最も大事かという、人間の情動関係と鍼の問題を追及した篇）から始まっています。
　『霊枢』の最初に「九鍼十二原」を設定した学派になると、鍼というものは「九鍼十二原」が最も大事だという発想をするんですね。
　このように『素問』や『霊枢』はその長い歴史のなかで、さまざまな組み替えが行われてきました。その組み替えの仕方によって、当時の編者たちの言わんとすることが分かります。
　そういう意味からも、私たちが『素問』をひもとく場合、先に強調した「陰陽応象大論」が非常に重要な位置にあるということを確認できます。
　『素問』の第一篇「上古天真論」は道家、なかんずく『老子』の思想で統一されています。次に「四気調神大論」、そして「陰陽応象大論」へとつなげていく手法をみるに、この『素問』を編纂した人たちは非常にレベルが高かったのではないかと、私には思われます。
　『老子』という老子哲学を巻頭にもってきて、人はどう生きるべきかという「無為自然」を説き、そして原理的な陰陽論を展開しているのです。その陰陽論が第五篇の「陰陽応象大論」で、本書の根幹を成しています。

それでは「陰陽応象大論」を最初からみていきましょう。

　「黄帝曰、陰陽者、天地之道也、万物之綱紀、変化之父母、生殺之本始、神明之府也。治病必求於本。」
　（黄帝曰く、陰陽は天地の道なり、万物の綱紀なり、変化の父母なり、生殺の本始なり、神明の府なり、病を治するには必ず本を求む。）

　黄帝は「陰陽は天地の道理である」という。即ち陰陽は一切の万物万象の原理であると述べています。ここでは、太極があって陰陽がある、しかも"境界の法則"というのがある。
　「"境界の法則"という文言はどこにもありませんよ」といわれるかもしれませんが、おもしろいことに、王冰が『素問次注』の中で、「任脈、督脈、衝脈は一源三岐なり」と説いています。即ち陰と陽の間に走る衝脈というものがある。これが一源三岐だという。
　これをそのまま『素問』の陰陽応象大論に当てはめると、「陰陽は天地の道なり」に重なってくると思います。
　ちなみに本書では、太極陰陽図を使ってさまざまな法則性をお話していきますが、この「陰陽は天地の道なり」にはそれらの基になる非常に深い意味があるということを覚えておいてください。
　それでは「陰陽は天地の道なり」に続く文言を順次説明していきます。

　「万物の綱紀なり」は万物万象を取り締まるところの紀、自然界での綱紀のことで、人間社会の法律に該当します。
　次の「変化の父母なり」は意味深い言葉ですね。
　第二章で「易の三つの真理」について述べますが、「変化の父母」にも関係しますので、ここで簡単に説明しておきます。
　「易の三つの真理」とは「全てのものは変化する（変易）。変化する中にあって変化せざる原理がある（不易）。そして、それは簡単明瞭な陰と陽から成り立つ（簡易）」という三つの易のことです。

あらゆるものは万物万象の紀であり、変化の父母だから大本(おおもと)です。

この「変易」のことをすでに「陰陽応象大論」の最初に説いています。一切の万物は変化する。実際、人の病気もどんどん変化します。変化したものを変化したものとして認識しないと、病気を治すことはできないということです。

「生殺の本始なり」は、万物万象の発生と消滅のことです。万物は発生だけではなく消滅の大本でもある。まさしく消滅する原理です。

「神明の府なり」は、非常に摩訶不思議な府(府とは集まりという意味)のことをいいます。

陰陽はさまざまな現象を説明する原理であり、さまざまなものを考える道理であるから一言では説明できない、実に摩訶不思議な存在である。だから病気を治そうとする者は、まさに原理中の原理である太極陰陽論に通じなくてはいけないという。

それでは次の文言に移っていきます。

「故積陽爲天、積陰爲地。」
(もとより陽を積みて天と為し、陰を積みて地と為す)

陽が大いに集ってくると上の天になる。相対的に諸々の陰が下に集ってくると大地になる。天と地です。

これについては『淮南子(えなんじ)』の中の「あらゆる諸々、澄み切った陽は上へ上がっていく、諸々の汚れた重いものは下へいく。上へいったものは天となり、下へいったものは地となる」が参考になります。

これはそのまま太極から陰陽が発生したことを表現しています。『素問』の陰陽応象大論もこれと同じことを説明しているのです。

さて、次の文言を順次、見ていくことにしましょう。

「陰静陽躁、」
（陰は静にして陽は躁なり）

　これは陰と陽の性質に関することです。陰の性質はどちらかというと静止の状態、動かない性質をもっている。しかし全くの静止というわけではありません。「不安定の安定」だから、動くなかでも相対的に陽に比べるとじっとしている方だということです。
　「不安定の安定」は"動中の静"です。陰は相対的に静止の性質をもっていますが、陽は相対的に動き回る、運動そのもので、"動中の動"です。
　だから"動中の動と動中の静"、つまり陰は静止、陽は運動ですが、これは「相対的」な問題だということです。
　私たちがかつて化学で勉強したように、水の分子、氷の分子、それからそれに熱を加えて水蒸気の分子とあった場合に、水蒸気の分子は激しく動いている。だから人の目にも動いているように見える。ところが水の分子になると見た目では分かりません。
　しかしそれを特別な機械にかけると分子が動いていることが分かります。氷も分子が動いています。あまりにも静止に近いから動いていないように見えるだけです。
　このようにあらゆるものは変化する。動きそのものといえます。

「陽化気、陰成形。」
（陽は気と化し、陰は形を成す）

　よく『素問』の中には、気と形という概念が出てきます。
　気はエネルギーだと考えましょう。エネルギー代謝です。形は物質、人でいう肉体だと考えてください。こうすれば分かりやすいと思います。
　体は大きくていかにもがっちり（形がしっかりしている）している人なのに、いざ脈を診ると非常にか細くて弱々しい。これは形が気に勝っている状態で、逆に言えば気が形に負けているということになります。これは非

常に危険な状態を指しています。逆に、肉体は弱々しくみえても脈がしっかりしている場合には気が形に勝ちます。これは非常に良い徴候だといえるのです。

　脈気を通じて、人間は肉体より、この気というものがいかに重要なのかということを説いている大切な部分です。

　陰陽の立場からは「陽は気に転化するし、陰は肉体、形を形成する」といいます。

「寒極生熱、熱極生寒。」
（寒極まれば熱を生じ、熱極まれば寒を生ず）

　ここでいう「極」は、「ある極点に達すると異極に移行する」というように理解してください。

　自然界の動きで最も典型的なものは季節の変化です。冬から春、春から夏へと陽気が盛んになりますが、この陽気が盛んになりっ放しということは絶対にありません。夏を過ぎると必ず秋風が吹いて冬が来る。まさに極点に達すると異極に移行するということです。この陰陽論は非常に重要です。

　あるいは景気の問題でも同様です。"冬来たりなば春遠からじ"といいますが、あまりにも不景気が続くと人々は疲弊し、不安になります。しかし物事に、極点に達すれば異極に移行するという法則性がある限り、景気はやがて必ず良くなります。

　恋愛においても極点を迎えると必ず冷める時期がくる。冷めないようにするためには極点にいかないようにほどほどにする。極点に達するということは必ず異極に転化するということからすれば、永続的なものは絶対にあり得ないのだといえます。

　「寒は熱を生ず」とは、冷えがずーっと続いて極点に達すると必ず熱の方に向かう、熱の方に向かえば必ず冷えの方に向かうということです。

　これは第三章で述べる「循環の法則」につながります。

ここからは少し文章をとばして、ポイントになる箇所を取り上げていきます。

「故清陽為天、濁陰為地。地気上為雲、天気下為雨。雨出地気。雲出天気。」
（故に清陽は天を為し、濁陰は地を為す。地気は上って雲と為り、天気は下りて雨に為る。雨は地気に出ず。雲は天気に出づ）

地上の水気が陽気によって熱せられて気化します。陽は上へ上がります。上っていくと今度は徐々に冷やされて陰の働きになっていきます。陽になって上っていった極点が雲です。そして、雲から雨になって、完全な陰の形をとって地上に降りてきます。

雨の大本は地上にあるぞという、すごいですね。こういうことが今から3000年前に知られていたのです。

さらに「運気論」の中に「大地は一体固定されたものではなく、大地は大気の中に浮いているのではないか」と著されています。要するに、自然界の全ての動きを「陰陽の気」によって説明しているのです。

みごとなものです。現在私たちが考える合理性をすでにこの頃からもっていたのです。

だから私たち人間の体にも、下のものが上、上のものが下、内のものが外、外のものが内へいくという対流現象が起こっていないといけません。それが固定的になってしまうと病気になるのです。人間の体も天地自然と同じように、気が上がりっ放しでも下がりっ放しでも、どちらも良い状態ではないということです。

「水為陰、火為陽。陽為気、陰為味。」
（水は陰と為し、火は陽と為す。陽は気と為し、陰は味と為す）

陰陽の最たる象徴に「水」と「火」があります。あらゆる陰陽の象徴は水と火で表すことができます。これは易の考え方そのままです。

「それでは乾坤は？」というと、乾(☰)坤(☷)も陰陽です。ただし乾坤は形而上的なものです。なぜなら、純陽、純陰だからです。

ところが、同じ陰陽の水(☵)と火(☲)は、陰中の陽、陽中の陰になっています。だからこれが本来の形而下的な意味での陰陽の姿です。乾坤は形而上です。形而下ではありません。

しかしこれを設定しておかないと陰陽が交合しないために必要とするわけで、本来の陰陽は水と火です。だから「水は陰と為し、火は陽と為す」と、このように表現したのでしょう。

陽は昇り陰は降るから、陰陽が回転(循環)、消長する。この場合、重要なことは「地天泰」の卦(䷊)のように、必ず陰が上で陽が下でなければならない。ちょうど鍋があって水を入れて下から火で焼くと湯が沸くという関係です。その逆に火を上から持ってきても通常、水は沸きません。

後半で「陽は気と為し、陰は味と為す」と、「気」と「味」の問題を取り上げています。「陽は気を支配し、陰は味を設定する」。

これは後で出てきますが、薬物や食べ物の働きを陰陽で説明し、設定しているのです。

「四気五味説」では、薬物には四気(温、涼、寒、熱)と五味(酸味、苦味、甘味、辛味、鹹味(かんみ))があるとし、これらを組み合わせた形で、薬の働きを説明しています。ここではその基本形をいっているのです。

私たちの食生活はこの四気五味によって成り立っています。たとえば玄米は体を冷やす働きをします。白米は温涼寒熱の平、中間です。体の弱い人がいつも玄米ばかり食べていたら余計に体を冷やしてしまうことになります。また玄米にはいろいろな味が入っています。

そういう点からも、私たちは各々体型や体質が違いますから、陰陽をよく考えて、それがどのように体に働くのかということを知っておく必要があります。なんでもかんでも"玄米菜食"というのは、やはり良いことではありません。

このように考えていくと、食に関する普遍的な真理が出てきます。これについては中国明代の李時珍の『本草綱目(ほんぞうこうもく)』に詳しく書かれてます。

「壮火食気、気食少火、壮火散気、少火生気。気味辛甘発散為陽、酸苦涌泄為陰。」

（壮火は気を食み、気は壮火を食み、壮火は気を散じ、少火は気を生む。気味、辛甘は発散して陽と為し、酸苦は涌泄し陰と為す。）

"食む"というのは食べてしまう、滅ぼしてしまうという意味です。"食"という文字ひとつをとっても非常に興味深いですね。

「天は人を養うに五気を以てし」では、"養"うという文字を書きますが、『素問』の中では"養"ではなく"食"と書きます。

よく"食養"と言いますが、「養生は全て食養」です。一方、"食"は"侵す"といって、「食べてしまう、食べられてしまう」という意味になる。漢字というのは本当に奥が深いものです。

私がここで何を言いたいかというと、「人間の体というのは温かいものです。しかし死んでしまったら冷たくなる」ということです。

こんな笑い話があります。

まだまだ元気な患者さんが私にこう言いました。

「先生、この頃体が冷えて仕方がないんです」

「大丈夫ですよ。もうすぐ全てが冷たくなるから、そうしたら温めるために暖かいところに入れてあげます（笑）」

人間には気というものが確かにある。体を温めてものを動かすという温煦(おんく)作用がある。だから生きていられるのです。

実際人間には、「少火(しょうか)」という気を生じる陽気（わずかな熱）があり、36℃前後の体温を維持しています。

そして絶えずエネルギーを生じている。熱と気によって、人間がもっている精や陰精（エネルギーの元になる物質）を燃やしてどんどんエネルギーをつくっているのです。

ところが、あまりにも激しくエネルギーがつくられると、熱というよりも"邪熱"になってしまいます。邪熱になってくると気を生じるどころか、気を侵し、気を消耗していくことになります。

要するに、物質のエネルギー代謝は盛んでなければならないが、度を過ぎると陰精を壊して消耗してしまう。そして今度は逆に体が冷たくなってしまうというメカニズムをもっているのです。
　熱病でよくあります。昨日まで高い熱が出ていたのに、今朝計ったら体温が一気に下がっている。「これは危険な状態だ」と思うまもなく、亡くなってしまうことがあります。
　このように、"邪熱"がどの程度あるのかということは、人間の体にとって非常に重要なことです。そういう意味で、気と形、それから陰精というものは、陽と対を為しているのです。
　「陰ありて陽あり、陽ありて陰あり」という立場からすると、一方が過剰になってもいけないし、逆に不足してもいけないということです。
　次に「味」ですが、甘味と辛味には発散する作用があります。よってこれは陽の部類に入るとされています。桂枝湯の桂枝は甘味・辛味です。だから病邪を外に発散させるという働きをします。
　ところが、酸味・苦味はものを引き締める作用があり、鹹味は下へ引き下ろす作用がある。大黄が少ししょっぱい感じがするのはそのためだといわれています。

　このように、東洋医学のバイブルとされてきた『黄帝内経』の中で、「陰陽」が非常に重要なものとして位置づけられていることがお分かりかと思います。
　それでは、そもそも「陰陽」というのはどのように発生・発達してきたのでしょうか。そのことを次章で説明していきます。

第一章
太極陰陽論を
生み出した背景

1　文化人類学的発想

　文化人類学というのは異文化を理解する、それから異文化とどのようにつきあうのかということを命題にする学問です。先史考古学というこの手法によって、有史以前の人々の営みを考察することができます。

　かつて考古学においては、物的証拠がないと論じることができなかったのですが、物的証拠がなくても「大体これぐらいの規模の村があって、こういう生活をしていたはずだ」と当時の生活を想定できる時代になってきているようです。その最たる例を、著者の友人の小山修三先生が民族学の立場で発掘・研究した"三内丸山遺跡"にみることができます。

　そこで文化人類学的発想でもって、「太極陰陽論」を生み出したのは一体何だったのだろうかということを試論的に考察してみたいと思います。

2　人々の生活の規定と自然環境

　最初に人々の生活の規定と自然環境を考える必要があります。人々がどのような生活をしているかということです。

　日本には面白い昔話がたくさんあります。たとえば海彦山彦の話がそのひとつですね。山へ行って獲物を捕ってくる山彦、それから海へ行って魚を捕ってくる海彦。あまりにも退屈するからお互いを入れ替えてみよう、そしたら大変な失敗をしたという話です。なぜ失敗したかというと、生活を規定するうえでのあらゆる考えや行動は一人ひとり違うからです。このように各人の生活はあらゆる哲学の根本にもなってくるのです。「太極陰陽論」というのもひとつの哲学で、古代中国に発達した非常に面白い哲学というわけです。

　それから自然環境です。人々の生活も実は自然環境によって規定されていきます。緑豊かなところで暮らす人と埃っぽい大都会に住む人では随分

と環境が変わります。いつも緑を見ている人はやはり気持ちも落ち着きます。大都会という砂漠の中とは大きく変わります。この生活の規定と自然環境によって、人間にはいろいろな考え方が出てきます。

その考え方のひとつに「太極陰陽論」という哲学があるという話を展開していこうと思います。

それでは最初に自然環境から取り上げていきます。

① 自然環境

自然環境でも、四季の移ろいがあるかないかによって大きく変わります。

春が来て夏が来て、秋が来て冬が来る。春夏によって自然界は大きく陽に傾きます。秋冬によって今度は大きく陰に傾きます。

『素問』の中に「夏場に陽の病気を治すのは難しいけれど、陰の病気は治しやすい」とあります。冬の寒いときは陰虚を治す時期で、陽虚を治すのは難しい。こういう発想をすることが、「四季をもった自然環境の中で我々は陰陽を捉えてきている」といえるのでしょう。

東洋医学の発祥の地・中国の華中は当時緑なす大地だった。また日本の気候は非常に温暖ですね。私たちは四季折々の豊かな変化の中に暮らしています。実はこのことこそが陰陽論を生み出す原動力になったのではないでしょうか。

四季の明確な移ろいは、暑い夏も冬にはバランスをとって寒くなる──古代の人たちはそういった消長を通じて平衡をとるということを感じ取っていたのにちがいありません。

また海の近くに住んでいる人は潮の干満を知っています。漁師さんが大潮だとか干潮だとか意識しますね。私たちも月齢カレンダーで今日は大潮、干潮、今日は満月、新月だと意識します。このように潮の干満や四季の移ろいによって、自然の変化のリズムとバランスを敏感に察知します。

私がチベットへ行ったときのことですが、高山病に罹って苦しんでいる同行者を鍼で治したことがあります。チベットの人たちは、富士山の頂上

くらいの標高で暮らしているのです。そのような環境でも樹木がある。川もあるし、豊かな森もあります。

しかし、一日のうちに四季があるような感じです。夜は零下何十度の真冬のようですが、昼間は35〜40度になるのです。もうとんでもない気候ですよ。だから人々の生活は、日本のような温和なところとはちがっています。ただ彼らはラマ教というチベット仏教を信仰しているために人間としてはとても素晴らしい人たちです。

とにかく自然環境というものが非常に重要だということに気づいてください。陰陽論を編み出した東アジアの地域、そこに生きている私たちは非常に幸せなのだと思います。砂漠に覆われた地域ではおそらく、「陰陽論」は生まれなかったでしょう。

農耕民族は温和な気候の中で育ってきたからこそ豊かになり、自然がもたらす恩恵にも気づいたのだと思います。

② 生活様式の違い（狩猟民族と農耕民族）

2001年9月11日にアメリカ同時多発テロ事件がありました。その後アメリカはアフガニスタンを攻撃したりイラクと戦争しました。アメリカの行動はあたかも西部劇のようです。正義に従わない者は皆、不正義(悪)という考え方をするようです。西部劇をみると水を巡っての争いが多い。牛を放牧する場合に水がないとうまくいかない。草がたくさん生えている土地が欲しいわけですよ。そうすると利害がたちまち衝突する。そしたらやっぱり俺が正しいのだと単純に割り切り、多様な価値観を認めない。自分だけが正しいという発想。これは狩猟牧畜民族の定めでしょうが、戦が伴う。まさに西部劇の延長ですね。

そういった狩猟牧畜民には"一神教"が多いようです。一方、多神教もあります。陰陽論を生み出す場合、この一神教あるいは多神教であるのかが非常に大事なことだと思います。

インドネシアへ行ったときに非常に感動したことがあります。インドネシアの人たちは農耕民族ですが、朝早く夜が明ける前に女性が田んぼへ

行って何をやっているのかというと、お線香と花と塩を持っていって、今日一日、家の主人や息子どもが働きますのでよろしくお願いしますと挨拶をする。そしてやおら男どもが起きてくる。暑いところだから1日中働けない。だから午前中しっかり働いて昼寝をする。

それでその生活がおもしろい。夜になるとみんなが円座をつくり、ケチャダンスといって「ケチャケチャケチャ」と声を出しながら、猿の恰好をして踊ったり演奏をします。踊っているうちにだんだん楽しくなってきて、エクスタシー、忘我状態になっていく。彼らは自然のリズムを覚えているから一日の疲れをそのように発散するのです。

そしてぐっすり寝て、朝起きてまた働く。彼らはごく自然に、自らのストレスを発散する術を知っているのです。このように農耕民族は、あらゆるもの、向う先に手を合わす。日本でいえば八百万の神に手を合わすのと同じです。

食習慣についても触れておくと、一般に狩猟民族は農耕民族より肉をたくさん食べます。ベジタリアンが多いのは農耕民族です。

肉をたくさん食べているとアグレッシブで活動的になります。だから狩猟民族は、それを抑える術も知っています。何かというと、肉をよく食べる地域ではパン食が多くなります。パンは小麦からできています。

この小麦がどのような作用をするか。「甘麦大棗湯（かんばくたいそうとう）」という精神安定に効く漢方薬があります。小麦でできているパンを食べることによって、それなりにバランスをとることができるのです。

肉の文化は争いの文化ともいえます。農耕民族の場合は野菜を食べて、どっちかというと温厚です。「まあまあ、あんたのいうことも分かるよ」という素直な受け取り方ができます。私はこれを「中庸の文化」、陰陽論的にいうと平衡バランスがとれているということだと理解しています。

③ 多民族の大融合

中国は長い歴史の中でさまざまな民族が大融合し、豊富な弁証思惟のできる地盤ができていたと思われます。

3　農耕民族の特性

① 農耕民族はあらゆる価値観を認める

　「あらゆる価値観を認める」―――こういう発想ができるのは農耕民族の特性です。

　「この価値観しか絶対ダメで、あとは切り捨て！」という考え方がある一方で、農耕民族の場合は、あらゆる価値観を相応に認めていく。

　"厳しさと優しさ""暗さと明るさ"、それぞれの両面を認め合う。それが本来の自然界であるし、そして私たち人間もそれを見習う必要があると思います。

　こういう発想ができるのはやはり農耕民族に多いと思われます。そして"多神教"であればなおさら、あらゆる価値観を認めることができるのでしょう。

② 暦を作る必要性

　そこで農耕をする場合に何が必要か。いつ種を蒔き、どのような手入れをし、そして収穫はいつか。こういうことを知るには、「暦」というものが必要になってきます。

　今でもお年寄りが易断なんかの暦を利用しています。今年は何とかの年で、この方向に暗剣殺が周ったから気をつけなさいとかね。

　あの暦はもともと、いつ種を蒔き、いつ収穫をし、どのような農作業をしなくてはならないということを追求していたものです。その暦がどのようにしてできたかというと、四季折々の観察をしたり、天体観測をやっていたのではないかというのが、私の考察です。

　第二章の『易』のところで話しますが、日時計を使って太陽の傾きを観察し、夜になると月の満ち欠け、満月か、新月か……それから星座の研究もしていたのでしょう。このことからも、当時の農耕する人々の偉大さがつくづく忍ばれますね。

4　天体観測

　東洋医学には「五行」という考え方がある。"木火土金水"。これらはもともと、すべて星です。木星、火星、金星、水星、土星。
　『素問』の運気七篇の中に"五運六気"という話が出てきます。
　「天に五運あり、地に六気あり」。これが実は人間の体の「五臓六腑」という考え方に引き継がれています。私たちは大宇宙の子供であるから、その子供である小宇宙の中にも五運と六気がある。それが五臓六腑だという考え方です。
　そういう考え方を基本に、臓腑観が編み出されていくのですが、とにかく、天体観測──太陽、月、星座の動きをよく観察していたことは間違いありません。
　なかんずく著者の主宰している北辰会の北辰（北極星）と北斗七星の運り、これを「回座」といいます。さまざまに"木火土金水"が動いていきます。七星占いもこういった発想から出てくるのです。
　また『霊枢』の中に九宮八風篇というのがあります。ここから分かるように、四季のいつ、どっちの方向から風が吹くのか。そのことによって病気がどのように起こるかということも研究しています。現在の気象医学みたいなことを考察している。これらも全部、北斗七星の動きをよく研究してそこから割り出しているのです。
　また、農耕に必要な、農耕のための暦、四季の観察、天体観測、このことから帰結される法則性は何かというと、皆さんもご存知のように「昼が来れば夜が来る、春夏が来れば秋冬が来る。これを繰り返す」。まさしく循環の法則に気づいているのです。
　循環という法則は、第三章で詳しく述べますが、非常に重要な法則です。
　農耕民族が自然観察の中から得た「循環の法則」、そこからは「悪いことがあったらまた良いこともある」という人生教訓も生まれてくるのです。
　人生は悪いことばかりは続かない、必ず良いことも起こってくる。逆に

「良いことの中にまた悪いことも出てくるよ、悪いことの中にもまた良いこともあるよ」と。これは陰陽の複雑性ですね、「陽中に陰があり、陰中に陽があり」という考え方も併せ持っているのです。

自然観察の中から出てきた自然哲学は大変な智恵だと思います。

5　西洋の弁証法との比較

西洋にこういう考え方が全くなかったのかというと、決してそうではありません。西洋には「弁証法」があります。古代ギリシャから起こってヘーゲルに至り、マルクス・レーニン主義に至る。この本質を鑑みるに、これは狩猟民族の発想です。

なぜならば、ある"正"という意見に対して、それは違うという。"反"ですね。そこでまた議論をして今度は高い次元の"合"が出る。合がまた"正"になって、また"反"が出るという、「正反合」を繰り返します。

無限に議論し合い、抗争によって真理に到達すると彼らは考えている。一見、太極陰陽論と似ているようで、どこかが違う。

太極陰陽論は対立抗争に力を入れません。平衡に力点を置いている。 ダメだと斬り捨ててしまうのは簡単ですが、相方の意見をくみ取るゆとり・中庸・バランス、そういうものに気づいているのです。

"昨日の敵は今日の友"というのは極めて東洋的な発想です。仏教をはじめ東洋の考え方は、陰が陽になり、陽が陰になるという転化の法則を知っている。

一方、肉食文化では「敵は永遠に敵だ！」とする傾向が強い。和平をしてもその場しのぎで、どうしたらもう一段大きく支配できるかということを虎視眈々と考えていたりする。

農耕民族と狩猟民族の根本的な違い、そして自然環境の違い、こういったものはやはり人の心・考え方・思想哲学というものを変えていくのではないでしょうか。

多神教で、バランス感覚があるということを基に、太極から陰陽両儀が出て、四象、八卦、六十四卦と展開していきます。
　しかしこれも大本からすれば、陰陽も「太極」から発生したもののひとつです。ここに「気一元」という考え方が出てきます。
　この思想は心が和みます。西洋の指導者の方々には、ぜひ陰陽論を理解していただきたいと思っています。「農耕民族の思想哲学も大いに学んでください」と言いたいですね。
　人間ですから争いは絶えないのかもしれませんが、太極陰陽論にはそれを乗り越えて和平にもっていく発想があると思います。

第二章

太極陰陽論を
理解する

1　『易』は単なる占いではない

　陰陽は『易経』から発しています。易というのは、もともと八卦見がやっている"占い"から生まれたものです。古代中国の占いは亀の甲羅を使っていました。亀の甲羅の裏から熱した鉄棒でもって炙ると亀の甲羅にひびが入りますが、そのひびの状態で吉か凶かを占っていたのです。

　かつて日本に入ってきたものに"太占（ふとまに）"という占いがあり、鹿の肩甲骨を亀の甲羅と同じように鉄棒で熱してひび割れを見て占っていました。そういう論理的ではない占い、まるで十円玉を投げて表が出るか裏が出るかというような占いをしていたのです。

　その後、中国から持ち込まれた蓍木（めどぎ）という草を使って、数字による吉凶判断をするようになります。そのことによって非常に理性的な占いに変わりました。やがてそれに基づいた数理哲学が興ってきます。これによって一切万物についての認識も生じてきます。これが易の哲学です。

　この易の理論が中医学の根底にあります。よって、**易は占いの書であるが単なる占いの書ではない**、理性的な世界で展開されて**哲学書の段階にまで至る**、ということが重要なポイントなのです。

　唐の時代に『千金要方』という本が著されました。人の命は千金に値する。だからそれに値する書物を書くということで、孫思邈（そんしばく）(581–682)（孫真人ともいいます）が著しています。ほかにも『備急千金要方』を著しています。中国明代の張景岳（張介賓）は『類経附翼』の中で、孫思邈が次の文言を残していると記しています。

　「易を知らざれば太醫というにもって足らず」即ち「**易の陰陽ということをよく知っていないと立派な医者とはいえませんよ**」といっています。

　同じ時代の孫一奎も『医旨緒余』という医易論の中で、同じ文言を明記しています。

　張景岳は中国の生んだ偉大な医学者です。若いときは軍人で兵法家だった。ところが年を重ねてから医学を志します。その当時の軍人や兵家は大

変な勉強家で、さまざまなことをよく知っている。彼も例にもれず、かの有名な『類経』を編纂します。内経の『素問・霊枢』を独自に解説した書です。この『類経』の完成には35年もの月日を要しています。なんと30年以上も費やして本を書いているのです。

その彼でも最初のうちは、「陰陽にある易は勉強する必要はないのだ。それはもう素問の陰陽応象大論の中にきちんと述べているではないか。それなのにどうして易が必要なのだ。孫先生は『易を知らざれば太醫というにもって足らず』というが、これだってどうかと思う」と否定的にみていました。

ところが晩年になって著した『類経附翼』の中で、「陰陽は既に『内経』に備わるといえども、変化は『周易』より大なるはなし」と述べています。『素問』の陰陽応象大論は陰陽の大事な部分を述べてはいるけれど、周易ほど完璧ではないといっているのです。

さらに時代が下って、中国清代の名医・章楠が『医門棒喝』の中で、「これもって『易』の書は一言一字みな医学の指南を蔵す」といっています。このように歴代の名医たちは確たる意見を端的に記しているのです。

「先天八卦」（53頁参照）でも説明しますが、みなさんがよくご存じの鍼の補瀉、薬の補瀉は、"風雷益"、"山沢損"という卦からできています。章楠はこういったものも全て、「この医学の内容が易から出ているのだ、だから易をよく読むと、医学の原理が見えます」といっています。

この学問のことを「医易学」といい、単なる占いではなく、占いから大きく発展した「易の哲学」ということになるのです。

哲学というのはご存じのように、世の中はどういうものから成り立っているのかという「存在論」と、世の中の成り立ちを人はいかに認知することができるのかという「認識論」、この存在論と認識論によって成り立ちますが、そういうものが東洋医学の底辺にもあるのです。しかし、「医易学」として本格的に取り組む姿勢に欠けていました。実際、「医易学」という学問としてまとまってきたのはつい最近のことです。

古来、「易は諸経の原、経中の経なり」といわれてきました。このこと

は特に儒教、孔孟の教えの中の「四書五経」にあります。この書は"さまざまな経典の原理を説く"として昔から崇め奉られてきました。よって、易医学もその中の範疇に入るというわけです。

ですから**本当は「医易学」が中心となって、さまざまな中医学の理論が展開されなければならないのに軽んじられてきた**。私たち自身も医易学についての認識が薄かったと反省している次第です。

ここ10年ほどですが、中医学における「医易学」としては、楊力の『周易と中医学』、鄒学熹(※)の『中国医易学』などがその代表的な書として取り上げられています。

鄒学熹は中国を代表する医易学の専門家です。このような学問勃興は、中国国家体制である"社会主義体制"の新たなる方向の模索・改革解放路線と無関係ではないと思います。中医学が自らの依って立つ根本は、唯物論の地平で果たして良いのかということを自問自答しようとしていることにあるのです。

私は以前から、「医易学の学術成果が更なる発展を遂げ、その力が最大限に発揮されるよう伝統における"本来の姿"に立ち戻ろうとする一種のルネッサンス運動をしているのだろう」と述べています。

要するに本来の伝統医学である中医学に、「医易学」は必須だということです。

(※)私は中国四川へ何回か行っています。鄒学熹先生からも直接講義を受けています。その先生と討論を交わしたときのおもしろいエピソードを紹介します。

中国四川はご存じのように四川料理が盛んで、とりわけ麻婆豆腐で有名です。その元祖麻婆豆腐を食べに行ったお店で、麻婆豆腐をネタにして彼と討論をしたのです。実に三時間という長い時間でした。その間、麻婆豆腐を一口食べた私が、彼に質問を浴びせます。すると彼は通訳を通して私の質問に答えてくれたうえに、それ以外の話をしてくれます。

彼が話している間に私は一生懸命麻婆豆腐を食べます。話が終わった彼が食べようとすると、私がまた次の質問をします。結局、麻婆豆腐を食べつつ彼の講義を受けた私に対し、彼は麻婆豆腐を全く食べていなかったのです。

このような人柄の鄒学熹先生は私の尊敬する非常に立派なお医者さんで、中国三百人の老中医の中の一人です。森ノ宮医療学園と共同で彼に来日してもらい、講義をしていただいたことがありますが、またいつの日か彼から直接、医易学の話を聞きたいと切に思っています。

2 易学を学ぶ前に

① 陰陽論哲学思想に至る道程

　私は学校卒業と同時に21歳で開業しました。脈診に忠実な治療から始めたのですが、いろいろな問題が起こりまして、24〜25歳のときに大学の解剖学教室へ10年ぐらい通うことになりました。

　当時「キム・ボンハン学説」というのがあって、北朝鮮が「東洋医学が称えたところの経絡というものを目で見ることができる、構造物として見ることができる」といったものだから、日本の解剖学会で非常に大騒ぎした時代があります。

　その時代を先導していたのが私の恩師にあたる藤原知先生です。私は師のところに通いましてね、今から思うと不思議なことにウサギの解剖をして、組織切片をとってギムザ染色をしたり、当時としては最先端の蛍光顕微鏡でDNAとかRNAがどれだけあるのかということを勉強していたわけです。古典派なのにおかしいですよね。

　そういう近代自然科学的なものの見方・考え方を徹底的に植えつけらたうえで、本業として東洋医学を学んでいきました。

　やがて私は東洋哲学の中でも特に「老荘思想」、なかんずく荘子哲学に大いに傾倒されていきます。そして**荘子哲学自体も実は易の陰陽理論から成り立つ**ということを悟っていくのです。

　それでは次に、その陰陽論について述べていきましょう。

② 諺にみる陰陽論

　"遠きて近きは男女の仲"、"急がば回れ"。このような諺は先人たちの多様な人生経験の中から生まれてきた生活の智恵ですね。

　それでは例を挙げながら、その智恵の中に実は陰陽論があるということを説いていきます。

（例１）"遠きて近きは男女の仲"

　"遠きて近きは男女の仲"というのは、表面と裏面、表と裏、それから現象と本質をついています。男女の関係は表面はよそよそしくても本質的に惹かれ合っているのだという意味です。だから口では「わたし、もう知らない」とか言っても実は非常に惹かれているという、現象と本質、表面と裏面について言い表しているのです。

（例２）"急がば回れ"

　"急がば回れ"の語源になったのは矢橋の渡し、即ち滋賀県草津市矢橋港から大津市石場港を結ぶ湖上水運です。

　この矢橋の渡しは古くから開かれていました。東海道五十三次に出てくる瀬田の唐橋を通る陸路よりも水路の方が距離が短い。ぐるっと周る陸路よりも水路の方が当然短いというわけです。

　ところが室町時代の宗長という連歌師が、"武士（もののふ）の八橋の舟は速けれど急がば回れ瀬田の長橋"と詠み、風待ちなどで欠航のある渡しよりは確実な陸路を周るよう勧めたというエピソードがあります。

　当時の舟は風待ちで、風向きによって舟を出していた。舟が出るのを待っていたら結構時間がかかりますね。近道のようでも場合によっては遠回りしたほうが早いという。これはいうならば「屈折・迂回の論理」です。

　この屈折・迂回の論理は日常生活の中にたくさんあります。

　たとえば電話を思い浮かべてください。人がどんなに大声を出しても200メートル届くかどうかといったところですが、電話機を通して普通に喋った声は音波となり、受話器では電気信号に置き替えられます。即ち、音波から電気信号、それから電気信号からまた音波という、まさに一つの屈折ですね。

　この屈折によって世界中で話ができるようになった。迂回の論理・屈折の論理です。屈折することによって、遠くにいても目的が達成できるようになったのです。

人は直線の困難を克服したいとき、また直接より間接の方が効果的な場合、"急がば回れ"といった考えをもちます。分かりやすい例を挙げると、一夜漬けで勉強したところで所詮はそれだけのことです。こつこつと時間をかけて蓄積していった人が、結局は勝つわけですね。

（例３）"獅子身中の虫"
　"獅子身中の虫"はもともと、仏弟子でありながら仏法を害する者、組織内から災いを起こす者のことをいいます。どんな組織にも異論を唱える者や足を引っ張る者は少なからずいます。だからといってそればかりに気をとられていては組織は機能しません。
　"獅子身中の虫"を何ともしない。これが陰陽の一つのコンプレックス、複雑性で、「陰中に陽あり、陽中に陰あり」を意味しています。

（例４）"鍼を持つこと虎の尾を握るが如し、薄氷を踏むが如し"
　どういうことかというと、鍼を持つ場合どういう心構えであるか、虎の尾を握るのはかなり怖いですよ。だから大胆になる必要がある。しかし大胆なだけでは虎に咬まれます。大胆かつ慎重にということです。
　鍼も同じですね。「ここぞ」というときに覚悟を決めて刺すわけですが、そこには"慎重さ"が求められます。"大胆さ"と"慎重さ"の両面が必要です。まさしく物事の**両面性を統一する**という「陰陽」の世界です。
　これは陰陽の使い方の中でも非常に重要です。
　次に"薄氷を踏むが如し"とあります。薄氷の上も怖がっていては前へ進まないけれども、かといって無茶していけば氷が割れて落っこちてしまう。ここにも慎重かつ大胆ということが出てきます。

（例５）"嘘つきが大嘘つきと叫ぶなり"
　ちょっと古いエピソードになりますが、国会でＴさんがＳ氏を「あんた、あんたね、疑惑のデパートやって言われとるけど、あんた、疑惑の総合商社じゃないですか」と追求しました。皮肉なことに、追求していたＴさん

もその後別件で、法の裁きを受けることになります。

　そこで"嘘つきが大嘘つきと叫ぶなり"。これにも二面性があります。

　もちろん川柳ですから、揶揄して面白さを出しているわけですが、大小があろうが嘘つきという意味では同じですね。だけどもＳさんの嘘とＴさんのそれでは雲泥の差がある。だからおもしろいでしょ、"嘘つきが大嘘つきと叫ぶなり"、名句です。ちなみにこれ、私のオリジナルです(笑)。

　もともと川柳というのは面白さの中にも穿ちが入っています。最近の川柳にはこの粋さが感じられませんが、古典である「誹風柳多留(はいふうやなぎだる)」には非常に穿って、世の中を揶揄っている川柳がたくさんあります。

　こういう面白い川柳の中にも陰陽があるということを言っておきたかったのです。

③ 陰陽の四つの特性

１）物事の両面性
　物事の両面性が常に考えられるのが陰陽だということ。

２）対峙する概念の矛盾の統一性
　相対する概念の矛盾性を統一。むずかしい表現ですが、先ほどの"獅子身中の虫"がこのことを意味しています。
　"嘘つきが大嘘つきと叫ぶなり"は両面性です。

３）屈折する陰陽
　屈折する陰陽。"急がば回れ"です。

４）物事の複雑性
　物事のコンプレックス性、複雑性、「陰中の陽、陽中の陰」、"獅子身中の虫"などが入ります。

　以上の四つは、日常生活をするうえでも当てはまるものです。

『易経』の「繫辞伝」の中に、「聖人君子は陰陽の理論・哲学をよく理解して世の中を処していく。したがって陰陽の通り生きていくわけですが、一般の人々も陰陽に従っていれば生きられるのだという。ただ彼等と聖人の違いは、その陰陽の理論・哲学を意識するか否かなのだ」とあります。非常に意味深いことをいっていますね。

　東洋医学に携わる者は当然のように陰陽を使いますが、その陰陽を演繹的に「あ、今こういう陰陽が働いているんだ」と理解しなくてはならない。そのためにも「太極陰陽論」を深く勉強する必要があります。

④ 陰陽理論を学ぶための参考書

ⅰ）『易経』（岩波文庫　高田真次・後藤基巳著）
ⅱ）中国古典選『易経』（朝日新聞社　本田濟著）
ⅲ）『類経附翼』（張景岳著）
ⅳ）『易学十講』（四川科学技術出版社　鄒学熹著）
ⅴ）『医易通説』（中医古籍出版社　唐宗海著）

　陰陽理論を学ぶための参考書として、以上の5つを紹介しておきます。

　『易経』は難解ですが、わかるところから読んでください。とりわけ易の哲学を説いている後半の「繫辞伝」は非常にすばらしい内容になっています。

　『医易通説』は漢文のできる人はぜひ読んでください。中国清代の優れた「医易学」の本です。なかでも近代自然科学と易の理論がおもしろいですね。それからキリスト教の天地創造と易の太極陰陽の比較論もあり、興味深く読めると思います。

3 気一元の世界

陰陽に至るまでの「気一元」の世界を簡単に説明しましょう。

① 元気学説

「元気学説」は、中国哲学の根元中の根元です。即ち「元気論」ですね。

"元気"とは、「あんた元気だね」「元気ですか？」とよく言いますね。この"元気"は、達者かどうかということを聞いているわけですが、もともとは"元の気"、"本来の気"が働いているのかどうかということを意味しています。中国では「宇宙の一切根元の根元が元気から生ずる」という考え方をします。

この"元気"をイ）～ニ）の四つにまとめてみましょう。

イ）万物を構成する本源

気は万物を構成する本源である。気は万物を構成する大本中の大本だということです。

ロ）運動して止むことがない

この元気・気は運動して止むことがない。静止しているように見える物体もある種の運動です。要は屈折した陰陽です。停止しているように見えるけれど停止ではありません。皆さんもじっとしているようでもじっとしていないんですよ。たとえば私がこう直立不動をしていても、前へ倒れかかったら後ろへ行こうとします。後ろへ倒れかかったら前へ行こうとします。左に傾いたら右へ戻そうとします。こうしながら全体として静止状態を保っているわけです。気とはそういうものです。

気は総て運動であるということを覚えておいてください。陰陽も常に動きます。この前通じた陰陽がこっちにも通用するかというと決してそうはなりません。

このように、変化することが実は易、陰陽の本質にかかわる大事な部分です。ですからその根元である**気は、運動して止むことがない**のです。

ハ）天地万物間の感応を媒介する

　元気・気は天地万物間の感応を媒介する。テレビでやっている超能力もその一つになります。しかし、古代人はそういうことよりもっと素直にものを見ています。たとえばプラスとマイナスの磁石はお互いに引き合い、同極を近づけると反発します。も͘の͘と͘も͘の͘と͘の間に何も見えていなくても一つのエネルギーが働いていると考えられる。このことが気は天地万物間の感応を媒介するということなのです。

ニ）気化と形・気の転化

　元気である無形の気が動くと形を成します。私が歩いている姿は形に残せませんが、足跡という形が残っていきます。だから気は形を成す。その形から逆にまた気を形成するのです。

　たとえば人の体はいってみれば形ですね、この形の中に食べ物を与えると元気が出てきます。エネルギーが出ます。このエネルギーによってまた形がつくられます。気から形、形から気へという往復運動の中で、全体としての気は動いているのです。

　「陽は気と化し、陰は形を成す」といいます。気と形を相対的にみています。代謝する気はエネルギー、形は物質・肉体だと考えてください。

　よく『素問』の中に、気と形という概念が出てきます。体は大きくてがっちりとしている(形がしっかりしている)のに脈を診るとか細くて弱々しい。これは「形が気に勝っている」、言い換えれば「気が形に敗けている」、非常に危険な状態を表します。逆に「気の方が形に勝つ」、肉体は弱々しそうに見えていても脈はしっかりしている場合、非常に良い徴候だといえます。

　このように脈気を通じて、人間の肉体よりも気がいかに重要なのかを説いています。陰陽の概念では、陽は気に転化するし、陰は肉体・形を形成するといいます。

この四つを要約してみます。一番目、陰陽に至るまでの気一元の考えは即ち元気論で、気は万物を構成する本源である。二番目、気は運動して止むことがない。三番目、気は天地万物間の感応を媒介する。四番目、気化と形、気が動いて形となり、形がまた気に転化する。なかでも特に**無形の気が先行します**。

　大量出血した患者さんには補血剤ではなく補気剤を使います。それも強烈な補気剤です。血を補うより補気をします。独参湯という人参を濃く煎じた薬で補気をすると、補気生血という形で気が先行します。このことは非常に大事なことです。エネルギーと物質、両方大事ですが、東洋哲学ではエネルギーを中心に考えます。「**気の方を先行させる**」という考え方です。

② 気と陰陽の関係

　次に、気と陰陽の関係について述べましょう。

　気と陰陽は裏表である。

　つまり、気は宇宙の実体と動きである。陰陽はこれを人の論理に置き換えた概念です。よって陰陽の根底を凝視することは、気の実体を見つめることであり、気を論理の世界で把握することが陰陽の概念になります。

　「気」というと短絡的にオカルト的なことを発想する人がいますが、そうではありません。「気」によって陰陽的な把握をすることができます。だから私たちは脈診で八綱陰陽を診て、舌診で八綱陰陽を診るのです。決してオカルト的な気の診断はしません。

4 易学入門

① 易の字解

　易の字を解析すると四つありますが、私はその代表的なものとして2つを挙げます。

　一つはトカゲの象形文字だという説。

もう一つは日と月の合成文字だという考え方です。
　東大の漢文学者で、特に言語学として漢字を研究しておられた藤堂明保先生は、甲骨文字からみるとトカゲ説が正解だといっています。ではなぜトカゲという象形文字から易という文字、さらに陰陽というものを考えたのかというと、トカゲは光の当たり具合で七色に変化するといわれているからです。
　要するに、易、陰陽がさまざまに変化して万象のものを写し出すという意味で、このトカゲを考えたといわれています。

② 易の三つの真理

　次に易の三つの真理についてお話しいたします。即ち陰陽の三つの真理である「変易・簡易・不易」です。
　『傷寒論』の序文に「陰陽に相通ずれば玄冥幽微にして変化きわまることなし」とあります。

1）変易

　変易というのはすべからくものが変化するという、先ほどの元気論で述べた、絶対運動をして、変化して止むことがないということです。
　森羅万象、万物万象が変化するということに気づいたのはギリシャの哲学者ヘラクレイトスです。東洋ではインドの釈迦の考え方、中国の変易があります。
　全てのものは変化するという考え方が重要です。固定して見てはいけない。要するに変易では「世の中は変化するということを前提にものを見つめなさい」というのです。

2）簡易

　全てのものは変化するが、それは単純明快な陰と陽から成り立つ。このことを簡易という。

3）不易

　世の中は変化するが、その変化の中には変化しない原理が働いていて、それは永遠である。それを不易という。

　「万物万象は一切のものが変化する。その変化する中にあって変化せざる原理がある」。全てのものは変化するといいつつ、その原理として変化しないものがあるということは論理的に矛盾しています。しかし、あらゆる哲学の中には理屈で説明できない直感的なものがあります。それを前提にしてあらゆる論理をつくっていく。そういう意味において、易は決して矛盾はしていないと思います。

③ 八卦の意味

　太極は陰陽両儀から四象、八卦へと展開しています。太極陰陽両儀四象八卦の図をご覧ください（右頁参照）。

　八卦を示すと以下のようになります。

☰ ☱ ☲ ☳ ☴ ☵ ☶ ☷

　太極はまったけき陽で示してあります。つまり陽はしっかりして丈夫で強い、だからつながっています。陰は弱いから途中で切れています。これが易の三義の陰陽の形です。これは男性器、女性器を象徴するともいわれています。ですから太極を陰ではなく陽に置いているところが非常に重要です。これを私は一元気だと考えています。まさに陽ですね。

　この陽から陰陽両儀が出てきます。そしてこの両儀の中から、まったけき陽、陽に陰が加わったもの、陰の部分から陽が加わったもの、陰に陰が加わったものに分かれていきます。つまり、これらが太陽、少陰、少陽、太陰という四象です。ここまでを形而上といいます。哲学でよく形而上学といいいますね。形ない根元の根元のことです。

　そして、この陽中の陽からまた陽と陰に分かれて、まったけき陽の"乾

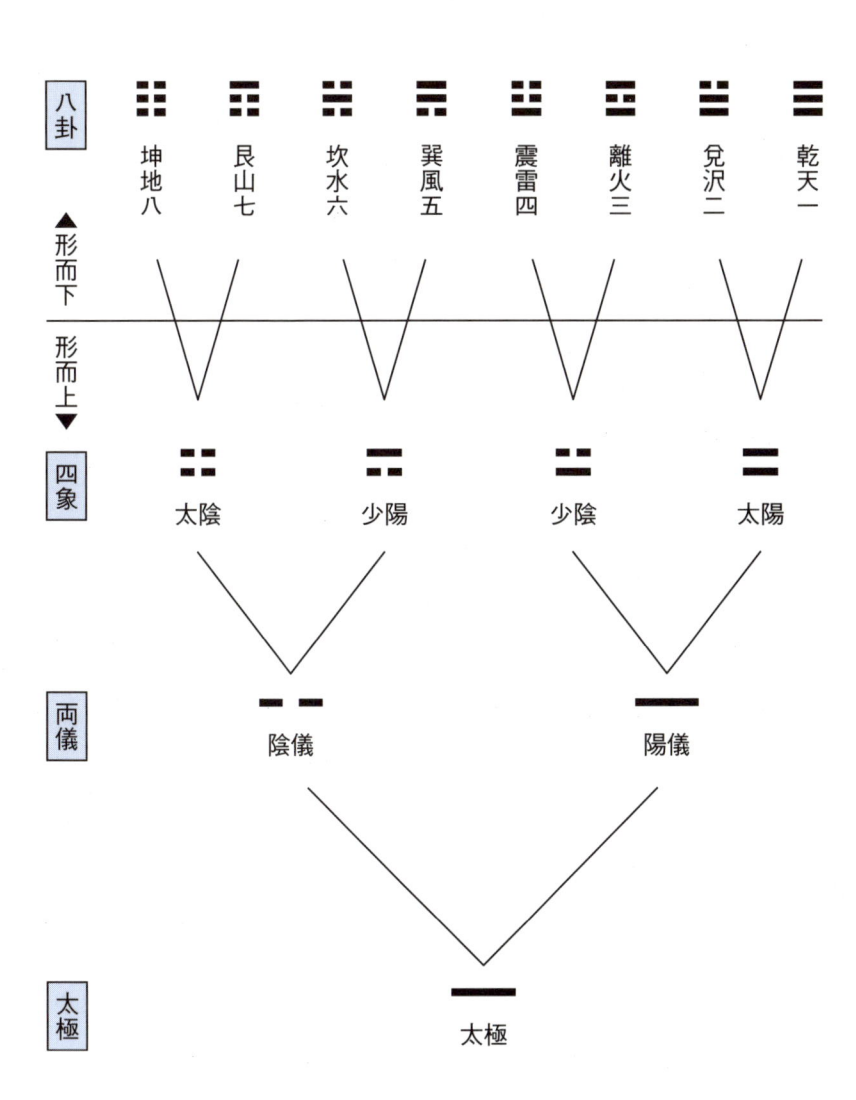

| 八卦 | 坤地八 | 艮山七 | 坎水六 | 巽風五 | 震雷四 | 離火三 | 兌沢二 | 乾天一 |

▲形而下
形而上▼

| 四象 | 太陰 | 少陽 | 少陰 | 太陽 |

| 両儀 | 陰儀 | 陽儀 |

| 太極 | 太極 |

太極〜八卦

第二章 太極陰陽論を理解する

（☰）"が出てきます。次に"兌（☱）"の卦が出てきます。乾→兌といきます。それから陽儀の中の少陰が"離（☲）"と"震（☳）"に分かれていきます。

　余談ですが、今でも易者が筮竹で「乾、兌、離、震、巽、坎、艮、坤、天、沢、火とかやって、はい、これは相性が悪い、諦めなさい」と占ったりしますが、まさにこの卦からきているのです。

　一方、二つに分かれた陰儀は四つに分かれて、"巽（☴）"、"坎（☵）"、"艮（☶）"、"坤（☷）"といきます。以上、乾、兌、離、震、巽、坎、艮、坤と分かれていく。これに一、二、三、四……と順番をうってあります。

　陽儀から生じた"乾、兌、離、震"を陽卦（陽の卦）としています。陰儀の"巽、坎、艮、坤"を陰卦（陰の卦）としています。陽の卦と陰の卦が八卦に分かれていきます。

　一～八までの順番も単にうったわけではなく、太極陰陽両儀四象八卦に基づいているということが非常に興味深いところです。易の学者は、これはお母さんのお腹の中にいる赤ちゃんの体ができていく過程と同じであると説いています。つまり天地創造の順番でもあるのだと……。

　乾、兌、離、震、巽、坎、艮、坤は八卦の形象で、その下に天、沢、火、雷、風、水、山、地とあります。これが何を意味するのかというと、**八つの形象に森羅万象をそれぞれ分類したわけです。**

　一番最初と一番最後は"天地"になります。天と地。"沢（たく）"というのは一種の泉を意味します。

　"離"は火のことですから、熱をもち、上へ昇る性質をもっています。

　"震"は雷が大地に落ちた姿です。

　"巽（☴）"は下に陰が一つあって上に陽の爻が二つあります。即ち非常に不安定な状態で、動き…そう、"風"を意味します。

　"坎（☵）"は、上と下に陰の卦があって真ん中に陽があります。これは、原子力発電所の原子炉が水の中に浸かっているような状態です。即ち"陰中の陽"で水の卦です。水は陰のおとなしい働きの中に陽をもっている、すごいパワーを秘めている。説明してきた**陰陽の屈折性とか複雑性が全てここに出ている**のです。

それから"艮(☶)"の卦は、上に陽があって下に陰が二つある。即ち高いということを意味します。
　"坤(☷)"は大地を意味して、全て陰でもって表されています。
このように『乾、兌、離、震、巽、坎、艮、坤』は『天、沢、火、雷、風、水、山、地』の八つの森羅万象を、八つの事象にまとめて説明しています。
　太極から陰と陽が出ます。次に、陽の中の陽と陽の中の陰、陰の中の陰と陰の中の陽に分かれます。私は、哲学者ライプニッツがコンピューターの"0""1"の原理を発見したのは、この「太極～八卦」からだろうと思っています。"有るか無いか"ということから、最終的には八卦が出てくるのです。
　太極両儀四象までが形而上です。それから乾、兌、離、震、巽、坎、艮、坤の八つは自然界の形(天、沢、火、雷、風、水、山、地)を示す。よってこれは形而下を示しています。
　それでは先天八卦の図(53頁)をみてください。陽卦の天、沢、火、雷は陰卦の風、水、山、地と回転していきます。このようにつまるところ、陰陽の対立統一のさまざまな姿を示しているわけですね。

④ 八卦の順序

　なぜ乾、兌、離、震、巽、坎、艮、坤に一、二、三、四……と順番をつけているかというと、八卦の序は人の所帯、即ち赤ちゃんがお母さんのお腹に宿った姿です。ただし、八つに分けているが一月、二月と数えるのではなく、十月十日を八つにまとめているわけです。
　第一番目は元陽の気で、これは"乾(☰)"です。だから結局「気」から始まる。この考え方は非常に大事です。形ではない、陰でもない、水でもない、必ず気から生じる。"乾"は元気を意味します。
　二番目の"兌(☱)"は湖ですから水を意味します。即ち乾の気が大いに動いて液と化す。だから乾から沢、即ち気は液と化す。元陽、元気から赤ちゃんの中の体液が生じるといっています。
　三番目の"離(☲)"は先ほどの気と沢、即ち、天と沢が合すると熱を生

じることを意味しています。

　四番目の"震(☳)"はそれらのものが動き出したということで、胎動を示します。震の動きによって今度は風気が生じる。

　五番目の"巽(☴)"は風を生じる。赤ちゃんの呼吸に相当するといわれています。

　六番目の"坎(☵)"は水です。羊水ですね。羊水は成長する赤ちゃんを保護するといわれています。

　七番目の"艮(☶)"は、赤ちゃんの胃腸がちゃんと具わるようになったということを意味します。

　最後の八番目の"坤(☷)"で、肌肉が完成していく。

　この基本的な考え方は非常に大事です。ぜひ覚えてください。

　もう一つの捉え方として、乾、兌、離、震、巽、坎、艮、坤を赤ちゃんの身体の部位としてあてはめる考え方もあります。

　第一番目の乾一は"頭"を生じる。兌二は肺の臓を生じる。離三は心の臓を生じる。震四と巽五、震と巽は同時に肝胆を生じる。坎六は腎の臓を生じる。艮七で胃腸を生じる。坤八で肌肉を生じ、即ち脾を生じて五臓が完成するといっています。

　この状態は天地が定まっただけでまだ動いていない状態です。動くとまた変わってくるのです。興味深いですね。

　それが「河図」です、「河図洛書(かとらくしょ)」の河図です。

⑤ 河図

　陰陽論にはいろいろありますが、この河図洛書、それに先天八卦、後天八卦、それから太極図を研究すればほぼ易の陰陽が理解できるようになっています。

　河図の図(右頁)をごらんください。

　この図では北が下で南が上、左が東で右が西になっています。碁石の白と黒のようになっていますね。そもそも八卦は天文観測から影響を受けた

といわれています。

　古代の人々は天文観測用につくった日時計で、太陽の影がどのように移動していくかということを研究していました。当然太陽が高い夏至になると日時計の影が短くなる。それを中国人は「陽が勝ち陰が負けている姿だ」と説明します。

　私たちは、太陽の高さによって日影の長短が決まるということを学びました。中国人は日時計によって実証した。逆に太陽が低くなる冬至は影が長くなる。それを昔の中国人は「陽が負けて陰が勝ってきた証拠だ」と認識するのです。

　昼間は日時計によって、天地の陰陽の動きを観察していた。夜は月の満ち欠けによって海水の高さが違うということを知った。満月のときは大潮になります。このように彼らは月の満ち欠けが大いなる自然環境を生むことを知るのです。

　さらに重要なことは、夜八時過ぎになると北の空を眺めて北斗七星の柄

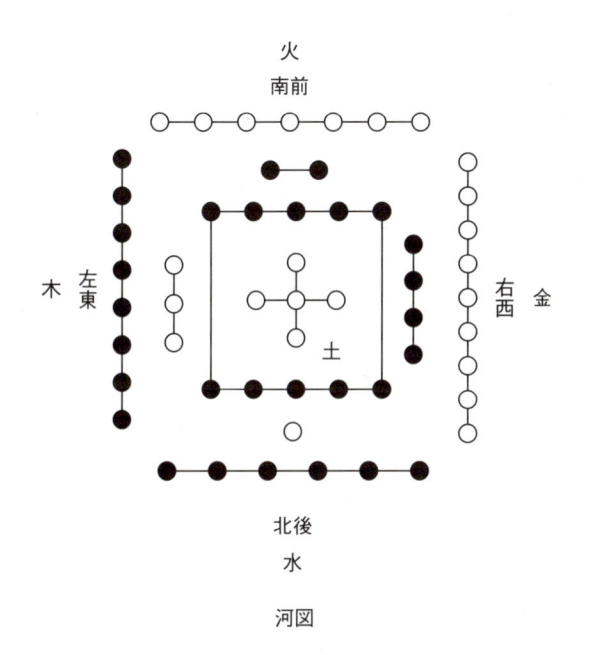

火
南前

木　左東　　　　　　　　土　　　　　　右西　金

北後
水

河図

杓の柄がどっちに動いているのかということに注目しました。このことが「洛書」の図の原型になっていきます。

こういうことを学ぶことが易の世界ですが、これを実際に活用するにはどのようにしたらよいのかが問題なのです。本書ではその基本的なことを取り上げています。

河図は宇宙開闢(かいびゃく)以前の状態を表しています。

即ち"水→火→木→金→土"と、無形のものから有形のものを生じる所以を説明しています。先天の河図は、一切のものが陽の水から生じるということですね。このことは先天の元気を説明するうえで非常に重要な部分です。

もう一度、河図の図を見てみましょう。

陽の水(一(イチ))から始まるのではなく、実はゼロ(0)がある。この図には中央にゼロが隠れている。このゼロはすべての始まりとなる「核」の部分で、限りなく陰の性質(全くの陰ではない)の「無極」を意味する。その核を中心として、無極から陽の一(水の性質をもっている)を生じる。

次に陽の一とバランスをとるために陰が生じるが、二つ(陰であるが火の性質をもつもの)できる。つまり、火の性質は外に向かって一気に発散しようとする"発展""伸張"で、森羅万象あらゆる生命力を与えるパワーの象徴である。"大きく一気に拡張しよう、あらゆるものを生かさんとする働き"がこの時点から始まる。

陰が少し勝っている状態から、次に陰二とバランスをとるために、陽三ができる。これは"木"の性質であり、一気に拡張しようとする火の働きに、伸びやかさと遍(あまね)く拡がろうとする力をプラスさせる。陽三に相見合うように陰四ができる。この時点で、一旦、"金"のように、どっしりと収斂させようとする働きが加わる。すると、全体としては外へ拡大してはいるが、中央に凝縮する力が加わることで、核となる部分をしっかりさせることになる。

この核が陰四に拮抗するかのように中央の陽五が生じる。この陽五は"土"の性質で、あらゆるものが発生・生育していく基盤の機能を備えて

いる。陽五は無極のゼロと同じく、中央にあってゼロより大きな核となる。

その大きな陽五を中心に、陰六ができる。これも水の性質。陰六に対応するように陽七、陽七に拮抗するように陰八。陰八ができると、今度は陽九、陽九までいくと、中央に陰十ができる。あとはこれの繰り返しでどんどん陰と陽が増えて拡大し続ける。

つまり、天地開闢以前を示す河図は、ゼロを中心として、どんどん大きくなり続けている様子を示している。即ち「ビッグ・バン」であり、三次元世界を超越している世界をも含んでいる。ちなみに河図は円ではなく、（球に限定できるかどうかはわからないが）立体、それも閉じた立体ではなく、開けた立体の・・はずである（下図参照）。

五臓（五行）の生成

河図は同時に五臓の発生の順序を示しています。水の腎から火を生じて、火は離卦ですから心の臓を生じる。そして木を生じる、即ち肝の臓を生じ

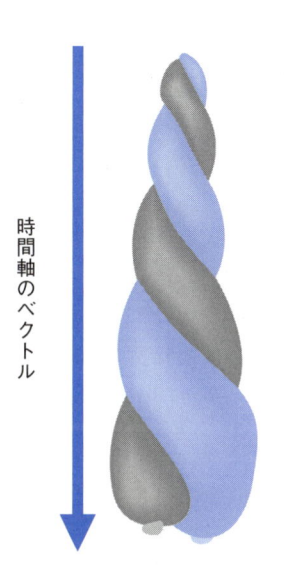

現在・過去・未来へと向かって回転し続ける太極陰陽立体図
（単純な回転ではないことを示している）

る。そして西の金が肺の臓を生じる。これで宇宙開闢以前の五臓は腎が非常に大きな働きをしているということを理解できます。

　一番下の北に一陽の丸が一つあります。
　それに対応して上には二つの陰があります。
　左側の東の方に白丸が三つあります。
　西の方(右側)には黒丸が四つあります。
　そして中の北側は六つの陰から成り立ちます。それに相対して南の方には七つの陽があります。
　東の外側は八つの陰から成り立ちます。
　西には九つの陽があります。
　先程、太極陰陽から四象八卦が生じ、そのことを通じて、まだ動いていない世界の中で赤ちゃんの胎児の動きを調べましたが、今度は天地がいよいよ動き出した状態で、天地創造の世界が説かれるのです。
　このことは『類経』の中で「天一水を生じ、地二火を生ず、天三木を生じ、地四金を生ず」といっています。
　物事は生まれただけでは完成品ではない。生まれたものと成長したもの、これを「生」「成」という。だから生まれた数を生の数「生数」、完成した数を成の数「成数」といいます。
　そこから見ると「天一水を生じ、地二火を生じ、天三木を生じ、地四金を生ず」までが実は"生数"です。
　「地六水を成す。それから天の火は七つを成す。それから東側地八これを成す、そして西へ行って天九これを成す」。
　要するに、この生と成によって完成していく姿を説明しているのですが、問題は、天一水を生じ、地二火を生じ、天三木を生じ、地四金を成す、そして中心部の四つの星の真ん中に一つ入れてあることです。これは土ですね。
　即ち河図の図は何を意味するのかというと、人間でいうところの五臓の生成の仕方、天が動き回って五臓が生成される段階を説明し、同時に宇宙

が開ける場合に無形のものから有形のものを生じる世界を述べています。

即ち水から土にいく過程、「水→火→木→金→土」という無形から有形にいく世界です。"土"に至ってようやく、天地創造は完成します。

そして、その完成された"土"からずっと展開していくのが「洛書」の図（56頁参照）であり、これが後天八卦になっていくのです。

⑥ 先天八卦

先天八卦の図は先程の太極陰陽両儀から四象八卦を生じたものがどのような位置関係にあるかということを示しています。

そして、これは「対立しながらもそれは統一されたものだ」という世界観を暗示しています。

テーブルを考えてください。テーブルの正面に向かってお父さんとお母さんが座っている。対になって座るということがポイントです。

それから兄と弟、姉と妹が次々とテーブルについている姿を思い浮かべてください。

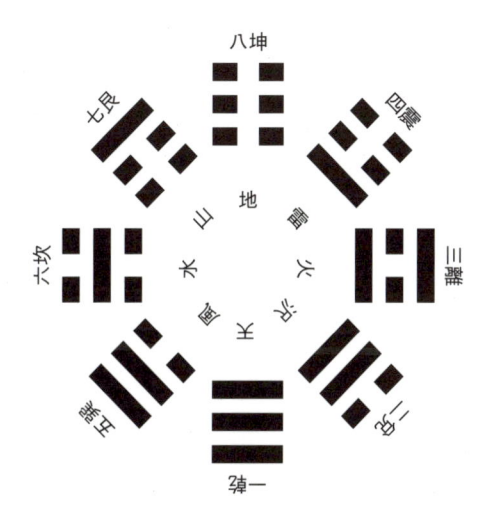

先天八卦

これは鄒学熹先生が特別に教えてくれたのですが、テーブルの北が坤で、乾が南、離が東、東西南北になっている。
　乾は父、坤は母。これが基本です。乾と坤ですから天と地ですね。
　天と地は一つのものにおける二つの側面です。空間における位置の上と下を意味します。下があって上がある。上があって下がある。天があって地がある。地があって天があるということを示しています。
　西洋の弁証法とはここが違う。**一つのものの二つの側面を見つめること**なのです。要するに父があって母がある、母があって父ですから、これは対立するといっても喧嘩するということではなく、相応に個性的に自分の存在を示すということです。
　次に艮山と兌沢、これも位置関係です。山と沢は密接な陰陽関係です。お互いに沢があって山がある、山があって沢があるという位置関係を示しています。
　それから自然界は雷と風。これは風がきつくなると雷が非常に盛んになる。雷が盛んになると風が盛んになる。易でいうと"風雷益"、お互いに陰陽関係を激しくすることによって雷と風が起こるといっています。
　注目していただきたいのは火と水です。火は上へ上がっていく。水は下へ下りていく。これは易の八卦の中では比較的「抗争対立、戦い」、といった陰陽関係を示すものです。即ち火に水をかければ消えるという対立関係です。しかし水と火を除けば後はほとんどが位置関係、お互いに協力関係にあるということが理解できると思います。
　何回も述べているように、太極陰陽両儀四象八卦から乾、兌、離、震、巽、坎、艮、坤と順番にいきましたね。乾、兌、離、震を陽卦といいます。陽卦ですから反時計回りに周ります。すると今度は陰卦になります。陰卦は巽、坎、艮、坤と時計回りに周ります。
　はいもう一回いくよ。お父さん（乾）、お母さん（坤）、天地（乾坤）が北（坤）と南（乾）に対峙してテーブルに座った。そこへ兌、離、震の陽卦が左回転に座る。そして対応して巽、坎、艮の陰卦が座る。天地（乾坤）が陰陽関係にあることはすぐ分かりますね。火（離）と水（坎）は陰陽関係ですね。山（艮）

と沢(兌)も陰陽関係になります。そして風(巽)と雷(震)。雷が起こるときには風が起こり、風が起こると雷も起こるが、風が強すぎると雲をかきちらして雷が止む。激しい雷雨によって風が弱まる。ゆえに風と雷は陰陽関係にある。

　即ち先天八卦では「世の中の全て、森羅万象はこのような対立から成り立つ、むしろ**統一されんがために一つの対立をなす**」といっています。

【参考】
　『易経』説卦伝に「天地位を定め、山沢気を通じ、雷風相い薄（せま）り、水火相い射（いと）わず、八卦相い錯わる。往を数うるは順にして、来を知るは逆なり。是の故に易は逆数なり。」とあります。

男女と書いて「ひと」

　これについては安藤昌益の言葉をもってきたいと思います。
　安藤昌益は江戸の偉大な思想家で学者だった人です。彼は『自然真営道』という書物の中で、男女と書いて「ひと」と読ませた。おもしろいですね、人間の性を基軸に考えると人は男と女だという。これぞみごとな対立と統一ではありませんか。要するに先天八卦でいう全てのものは統一されんがために対立があるということです。

⑦ 後天八卦

洛書
　洛書の図（次頁参照）は太陽の光の強さと熱のエネルギーの関係を示したものです。それぞれ方位が分けてあり、下が北、左が東、上が南、右が西になっています。
　右周りに回転して1×3＝3、3×3＝9、3×9＝27となって、回転の中で太陽の力が最も弱い方位が北です。強い方位が南です。そしてこの太陽の力は徐々に落ちていき、夕方になりやがて真夜中になるということを示しています。

そして四隅にある"偶数"。これは2×2＝4、4×2＝8、2×8＝16と月の満ち欠けを示しているといわれています。即ち2の方の新月から徐々に月が大きくなって満月になる。その満月が欠けてまた新月になるということを示しています。夜は北を向いて月を観察するので左周りになります。

縦、横、斜めの数字をたしてみてください。いずれも15という数字です。これは自然界の四季、方位、**全てが完全調和していることを示しています。**

身近にある陰陽論で、私が臨床的に非常に気になっているのは、たとえば6〜7月はおおむねこの東南から来る風が中心です。東南からくるのは4のところですね。ところがこの風が入ると同時に、北の1の方の風がきつく入ることがある。そうすると本来湿熱であるはずが寒湿になってしまうのです。皆さんもお気づきかと思いますが、この季節になると血圧が上がったりめまいが起こったりする患者さんが増えます。

このことは、上下を火（☲）と水（☵）で示します。

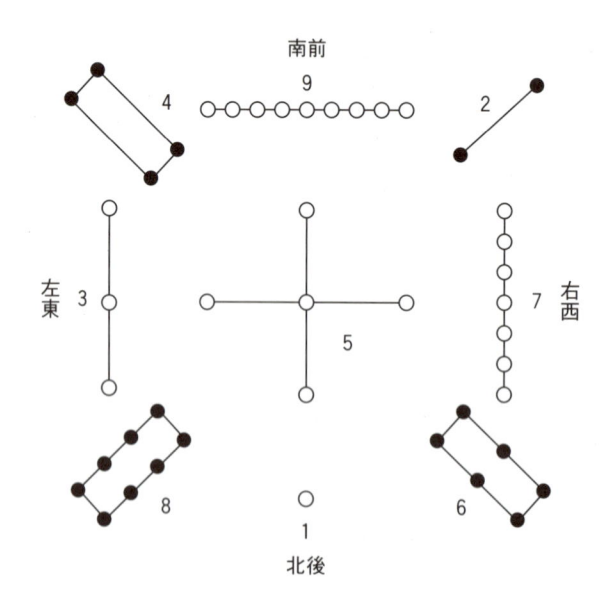

絡書

火と水は上下を意味しますが、その場合に寒湿が下焦を襲うと逆に下の陰が極まって今度は上に陽がいきますね。
　☷はご存じのように"天地否"という卦です。"上実下虚"という風に言い換えてもいいと思います。ですから、この場合に「尺膚診」をやりますと天井あたりに、冷えの左右差が顕著に出ます。
　その場合、気が上に上がっているから少し顔面紅潮があるかも知れません。よってこの天井を補ってこの寒湿の邪を散らしてやる。
　寒湿の邪を散らしてやると下の方へ陽が下降して、移動した分だけ上の陽が減って陰が復活してきて、本来あるべき状態(☷)に戻るのです。
　昨今の自然界の変調は、上下のバランスというものに影響を与え、病気に対して大きな影響を与えているのです。

5 「陰陽と太極」について

　次に太極について考えてみます。
　皆さんがよく知っている韓国の国旗を太極旗といいますが、これは非常に意味深い旗です。これをよく見ると、白い魚と黒い魚がお互いに抱き合い、協力しているようです。白い魚の眼は黒くなり、黒い魚の眼は白くなっている。図(58頁)を参照してください。
　この図からさまざまな論理が出てきます。
　まず白い魚と黒い魚がお互いに抱き合って助け合っている姿が対立の統一で、易の哲学の基本になっています。
　東洋哲学と違って西洋哲学で対立の統一といった場合には、対立抗争の方に力点が置かれています。
　易にも火と水という陰陽関係では一定の対立はありますが、大体は乾と坤、山と沢、風と雷のようにお互いに助け合う陰陽関係です。
　易の基本には**「陰と陽からこの太極が成り立つ」**という法則があり、陰ばかりで陽がない、陽ばかりで陰がないということはあり得ないのです。

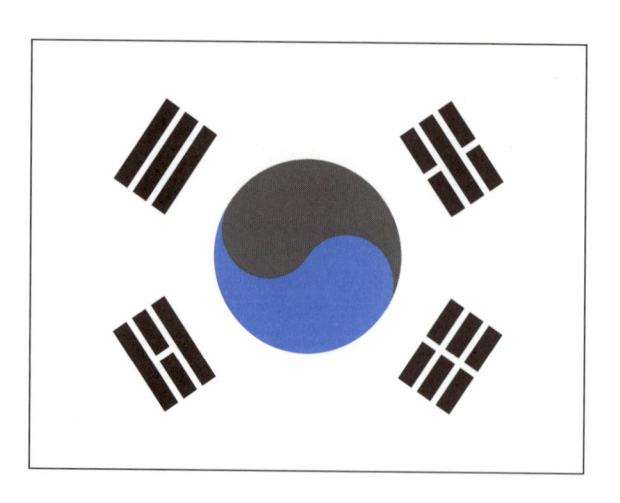

韓国国旗

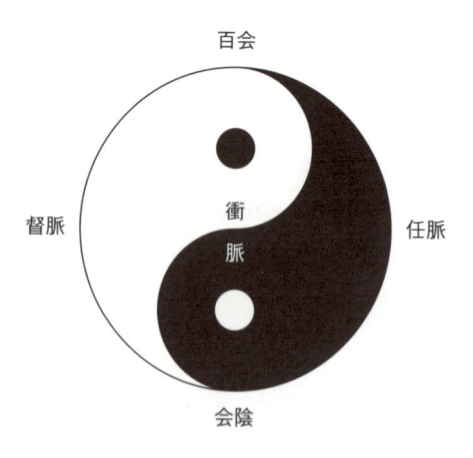

一元三岐の陰陽図

百会
督脈
衝脈
任脈
会陰

ある人が「私は全くの善人です」と言います。しかしこれは完璧な嘘です。そういうことはあり得ない。
　よく見てください。陽の中に白い魚に黒い目玉、黒い魚の中に白い目玉があるというのは、陽中の陰、陰中の陽というコンプレックスを示しています。完全な善人もいなければ、逆に完全な悪人もいないということを表しているのです。
　太極図は一種の悟りの図です。これを理解すればするほど陰陽の理解も深まるというわけです。

　では「太極」の三つの見解についてお話しいたします。

　　1　太極陰陽は天地創造分化の大本
　　2　陰陽する場が太極
　　3　太極は認識以前の状態

　1は、天地創造の分化の大本は天地創造説の立場から太極を意味づけているとしています。だから天地創造以前の大本は太極だということです。
　西洋では宇宙の大本をビッグ・バンによって説明していますが、これが東洋医学でいうところの太極に相当します。
　2は陰陽する場が太極である。つまり太極する輪の中に陰と陽が消長し互根する姿、その場が太極を意味するのだという考え方です。
　3は全く人間の認識論として位置づけます。
　西洋哲学(フィロソフィー)は、宇宙の本体は何かという「本体論」と、その本体についてもし認識できたとするならば、それはどのようなものであるかという「認識論」の二つから成り立っています。
　東洋哲学における陰陽にも本体論と認識論があります。
　天地創造の分化の大本に関しては、後漢の時代に著された『准南子』の中に、まず宇宙の初めにはもやもやした世界があったとしている。
　『准南子』の本体論では、西洋の創世記のような初めに言葉ありきでは

なく、とにかく混沌したものがある。その中で澄んで軽くなったものが上にいって天になったとしている。一方、濁って残ったものが下に下がって地になる。その天と地がスパークして万物が生じたという考え方です。

『准南子』はまた、日本の『古事記』の創世記の論になっています。

太極は「天地創造の大本」であり、陰陽の「場の論」であり、そして「認識論」でもあると考えられます。

6　「二元的一元論」

よく陰陽は二つあるから二元論だという説があるが、これは間違いです。太極を踏まえていないからそういう考えになる。陰陽は必ず太極を踏まえてものを捉えます。つまり太極陰陽とは、何事も陰陽に分析した後に、必ず太極に戻って考えるという思考法です。

したがって太極を踏まえる陰陽、二元的一元論について説明します。

陰と陽と境界があって太極が成り立つ。太極はそのまま"合三爲一"。

だから、陰と陽とその境界ともいえるし、陰と陽があってまた太極が成り立つともいえます。ところが、この太極には実は二種類あるのです。天地宇宙の創造という観点からいうと、太極は一見何もない混沌の世界から陰陽に分かれる太極になっていきます。

よって厳密には、「"混沌のままの太極"と"混沌のままの太極が陰陽に分化した太極"（つまり陰陽を包括する太極）がある」と理解していただきたいと思います。

易の繋辞伝の中に「一陰一陽、これを道と謂う」とあります。この有名な言葉はぜひ覚えておいてください。

この道（タオ）というのは一つの道理原理のことで、「一陰があれば一陽が存在し、これが一つの太極です」という。このことからも**太極陰陽は二元的一元論**だといえるでしょう。

第三章

太極陰陽論
16の法則

この章では、陰陽論の真の具体的活用を目指すための試論を展開します。

後で詳しく説明しますが、陰陽には「消長の法則」と「互根の法則」があります。

「消長」は"陽が勝てば陰が負けて、陰が勝てば陽が負ける"、またお互いに助け合うという"陰ありて陽あり、陽ありて陰あり"ということも意味します。前者が「消長の法則」で、後者は「あなたがいるから私もいる、私がいるからあなたもいる」という「互根の法則」です。

このように消長の法則と互根の法則は一見矛盾する関係にあります。

そこで「互根の法則」と「消長の法則」をどのように使い分けるのかということが問題になります。しかし、これについては現代中医学でもいまだに明らかになっていません。

たとえば現代中医学における「中医婦科学」では、「女性は生理が起こると全体として血虚の傾向になる。血虚が起こると気も弱る。従って気血両虚が起こる」とあっさりと述べています。しかしこの見解の根底には「互根の理論」しかないのです。

「消長の理論」からいうと、血が弱れば気が勝ってくるという血虚気実になりますが、「中医婦科学」では互根の理論のみをベースにしているのです。

だからこそ陰陽を活用する私たちにとって、**どのような状況の中で、どの陰陽論を使うのかということが非常に大事**になります。

それでは陰陽論を具体的に学んでいきましょう。以下の16項目です。

1　対立の統一の法則
2　連続性と不連続性の法則
3　常と変の法則
4　境界の法則
5　消長の法則
6　平衡の法則
7　互根の法則

8　循環の法則

9　転化の法則

10　異極は相求め、同極は相反発する法則

11　標本緩急の法則

12　陰中の陽、陽中の陰の法則

13　陽は昇り、陰は降るの法則

14　Ｚの法則

15　陽は発散、陰は収斂（凝縮）の法則

16　陽は陽へ、陰は陰へ集まる法則

1　対立の統一の法則

　対立の統一の法則は、陰と陽が対立しつつも統一されているということです。この法則は陰陽論を語るうえで、最も重要です。これが基本となってあらゆる法則性が出てきます。

　これは敵対したり矛盾する対立関係ではなく、むしろ互助し合うという相補性です。たとえば男と女、先生と学生、昼と夜の関係なども、両方が助け合って一つのものになるという、いわば陰陽弁証法があるのだということです。

　それでは詳しく説明していきましょう。

一切のものは二つの相補関係から成り立つ。

　"一切のものは二つの相補関係から成り立つ"というのは太極陰陽の基本です。対立の統一というと、対立することに力点が置かれているみたいですが、そうではありません。

　したがってここでの対立は、相補関係を中心とするもので敵対矛盾でないということを、強調しておきます。西洋の弁証法と違って相補性にあるのです。

それでは具体例をいくつか挙げてみます。

(例1) 男と女
　人間の性はいうまでもなく、男と女に分けられます。両者は一定の対立を含みながら相互に補います。この男女関係は非常に重要です。

(例2) 夫と妻
　夫婦関係もそうですね。喧嘩をしないようになった夫と妻はよくありません。これは太極がなくなったということを意味します。場合によってはもう離婚するしかないかもしれませんね。太極がなくなって夫婦関係はなくなっていくわけですから。
　太極があって陰と陽が成り立ち、さらにその境界があって陰陽論が成り立つ。夫婦関係でいえば夫と妻、夫と妻によって家庭が成り立つ。要は境界があって夫婦関係が成り立つということです。

(例3) 教師と学生
　教師と学生も一種の陰陽関係です。どんなにすぐれた教師がいても教えられる学生が理解しなければ意味がありません。
　年に一回、私は某学校で講義を受け持っていますが、生徒さんたちにけっこう評判がいいんです。教える私にとってもうれしいことですね。恐縮ですが、たった一回だけでも、教師と学生の陰陽関係を成立させることができるという例です。

(例4) 医者と患者
　医者が一生懸命治療しても患者さんもそれに応えないとだめですね。その逆に、少々の難病でも患者と医者が二人三脚の形で一生懸命治療にあたれば難病も克服できる例はたくさんあります。
　このように医者と患者も相補関係です。たしかにお医者さんは治す立場にあるが、治される患者さんの気持ちも大事です。一方的なやり方だと医

療ミスを起こしたりします。医療はあくまでも患者さんのためにあって、治す側の儲けの手段ではありません。

　このように医者と患者の関係も非常に重要で、医者が患者さんとやりとりしているなかにも陰陽関係があります。いってみれば対立しているわけですね。患者さんがあれこれ言えばお医者さんはちょっと引っ込む。双方とも喋っていては、陰陽論でいうところの対立の統一にはならない。

　相手が陽と出れば陰と出る。相手がほとんど喋らなかったら上手に誘導して、相手が陰になれば陽として出ていく。こういう対立関係を結ぶことが大事です。このように考え、実行すれば治療にも良い結果がもたらされるでしょう。

（例5）生と死
　生と死という問題も対立の統一です。人間は死ぬから生きている意味があるわけで、死なないとすれば生きている意味がありません。さらに言えば、人間というのは自分の求める死を目指して生きるということが大事なのです。いかに良い死に方するかということは、同時にいかに良い生き方をするかということにつながります。

　一見対立する生と死ですら、実は裏表の関係です。だから死をしっかり見定めない人には本当の生はありません。一回限りの生であればこそどうあるべきかと、常にその意味を考えて死に向かって生きていく。これが本当の陰陽の使い方だと思います。

① 二面性の統一

論理と非論理

　二面性の統一という問題にいきます。拙著『弁釈鍼道秘訣集』の中で論理と非論理ということを述べています。私はあえて論理と非論理といっていますが、一般的には「合理的なものと非合理的なもの」といってもよいかと思います。

　太極図の境界線に"人間の認識"を打ち立てた場合、論理と非論理に分

かれます。非論理というのは、勝れて論理的でないということです。

唯物弁証法の立場では、「人間の認識は感性的認識から理性的認識へ」といいますが、あれも結局は論理的な認識の捉え方です。

たとえば最近、オカマとホンマの女性の区別がつかなくなってきて、一見するとホンマの女性のように見える。しかしよく見るとのど仏だけは隠せません。このようによく似たものでもどこかに違うところがあり、区別することができるというのが一つの論理的な認識です。

ところが直感に代表される非論理は、人に出会った瞬間に「あっ、この人はやばいな」「この男は危ないな」「安心できない人だな」という。一方で、「あの人はすばらしい人間だよ、きっと何かに失敗しても世の中に奉仕する人だよ」と思います。

直感というのはやはり否定できません。人間の認識という境界を立てた場合、論理的な認識と非論理・直感による認識は対等でなければならないのです。

≪ユングの共時性≫

論理と非論理をユングの共時性から考えてみましょう。これは恋人同士の関係からも理解できます。"愛しい人が今日はあそこにいて欲しいなと思ってその場所へ行きます。するとなんと、ばったり出会う"

これ、私じゃなくユングが言っているのです(笑)

要するにユングは、人間の深層心理にはそういうものがあるというのです。これもある意味で、因果律を超えて直感的に判断できる面があります。そうしてみると、論理と非論理は二面性の統一である、両面があるといえます。

② 一面性の二面性(不完全の完全)

次にその逆の一面性の二面性です。たとえば「完全」という概念を太極図の陽(白い部分)に置きますと、当然皆さんは太極図の陰(黒い部分)に「不完全」という概念を置きます。そうすると「一切の存在は不完全の完全が

本当の姿だ」ということが分かるようになります。

　要するに陽のエリアに男という性を置けば、当然、陰のエリアは女という性になる。その発想から、一方に完全を置けば他方は不完全となる。よって太極陰陽論における一面性の二面性は不完全と完全ということになる。そうすると一切の存在は不完全の完全であるといえます。

　東洋医学では、人間の生命は最終的に完全であるとしています。もちろんそれは今まで説明してきたところの不完全の完全です。しかし東洋医学のそれは、西洋医学が考えているほど不完全ではありません。ほぼ完全だと考えていいでしょう。

（例１）水
　水にはあらゆるものを潤し、育む大本の働きがある。しかし二面性をもっている。たとえば舟を浮かべることができると同時に、その舟を転覆させる力も有している。

（例２）火
　火も水と同様、二面性をもっている。火はあらゆる生命力を与える力の象徴である。しかしその火の力が度を越すと、あらゆるものを焼き尽くし消滅させる。

2　連続性と不連続性の法則

　「つながってつながらない論理」が「矛盾の法則」です。
　かつて、毛沢東が2700kmの長征をしながら最終的に勝ちます。しかしそれは決して最初から勝っているわけではない。負けて負けて逃げて逃げて、また負けて、最後に勝ちました。これで分かるように、勝ちと負けはつながっています。個々の戦の中で負け続けても結果が勝ちになった、まさしく「つながってつながらない」関係です。

（例１）家長と課長

　個人は家庭において、夫や親として"家長"の役割をしています。また会社では課長。同じ"カチョウ"でもちょっと違うね（笑）。

　社会的な人間関係としての課長、そして家族の中の人間関係としての家長。両方の立場は違っていても演じているのは同じ人です。これもまさしくつながってつながらない論理です。

（例２）小建中湯と桂枝湯

　子どもが腹痛を起こして刺すように痛がっている。掌で温めると痛みが柔らぐ。いってみれば虚弱の段階で、いわば脾虚にして肝が乗じる。土が弱るために肝が乗じてくるのです。したがって土を補う小建中湯を処方する。この薬は文字通り、少しく中を建てる薬です。

　「先生、この薬は桂枝湯と同じではないのですか」と問われる。その通りです、この薬は桂枝湯の中の芍薬の量を倍にする。そしてこれに膠飴（水飴）を加えます。おもしろいね、基になる桂枝湯は表の薬です。

　営衛不和によって起こった太陽病の症状は、汗が少し出るし脈が浮いている、力がない。上へ気が上がる。中医学ではこれを太陽病表証の表の虚寒を治す薬として説いています。ところが芍薬の量を倍に増やして水飴を加えただけで脾に作用するのです。

　かつて私は、桂枝湯をひっくり返せば脾の病の薬だといいました。この意味は**表と裏が一定の連絡関係にある**ということです。そうかといって桂枝湯と小建中湯は同じではありません。これも連続性と不連続性、つながってつながらないといえます。

（例３）表の病と裏の病

　「八綱陰陽」では表と裏に分けます。表の病と裏の病はそれぞれ別に考えるべきであると……。この考え方は基本的には正しいといえます。しかし表の病が同時に、裏に影響する場合があります。

　たとえば、もともとお酒を飲みすぎたり肉ばかりを食べている人には熱

がこもっている。この状態の人が体表に寒邪を受けた場合、表寒裏熱のような形で非常に高い熱を発することがあります。このことは表と裏は一応別だけれど、病理からいうと表と裏がつながっているということを示しています。

　その逆に表証、たとえば桂枝湯証を挙げてみましょう。このとき、桂枝湯を与えたり、申脉 - 後溪 - 三陰交へ治療を施してもなかなか治らないことがあります。これは裏の病が表を抑えているからです。

　このほかにも、治療をしてもなかなか治らない表証もあります。その原因には下が冷えて上が熱したために治らないこともあれば、肝鬱が関係している場合もあります。

　一般に表証は外感病ですから、傷寒六経や八綱陰陽でもって表証として治療していくのですが、そこにはつながらないながらつながっている面があるのです。

　表証に肝鬱が関係している場合、肝を叩くと治ることがあります。裏を治すことによって表が治るのです。このように表と裏は一応分かれていますが、ここではつながっています。

　個々の判断にもよりますが、論理的には「つながってつながらない論」は正しいといえるのではないかと思います。

3　常と変の法則

　常と変を言い換えれば、一般論と特殊論のことです。変の法則が使用される場合、太極陰陽論においては異常事態です。

≪一般論と特殊論≫

　一般論と特殊論の両面から物事を展開すべきなのに、身近な生活の中でも一方に偏っていることが多々みられます。

　よく大阪のおばちゃんが「あそこの店は安いよ。……なんでかって？

よその店より安いから」「そりゃ一概に言われへんよ。同じ値段でこっちにもっといいものがあるんよ」と、買い物に精を出します。これなんかもう一般論と特殊論を混同しているわけです。

なにをもって安いのかという定義すらはっきりしていません。よく聞いていると特殊論ばかりで話していたり、逆に一般論だけで話している。これでは論理になりません。

一般論と同時に特殊論が語られなければならないし、特殊論が語られれば必ず一般論が語られなければならない。一般的にはこうで特殊的にはこうだと、絶えず両面をみないといけません。

特に東洋医学で常と変といった場合、たとえば熱証であるのに寒証を示す。虚証であるのに実証の姿をみせる。真寒仮熱か真熱仮寒、真虚仮実とかの変の形ですね。ですから真寒仮熱とか真虚仮実になってくると病気が非常に重い、治しにくいことを意味します。

このように一般論で治せる病はともかく、特殊的に治さなければならないということになってくると、非常に重病です。

≪舌診の一般論と特殊論≫

一般に舌診が陰陽を如実に反映しますが、そうではない特殊な場合もあります。それをもって全ての舌診を診断できないとするならば、特殊論でもって一般論を消したにすぎません。間違っていますね。

一方、舌診は陰陽を全て反映するという一般論だけで説明することもできません。

舌診が陰陽を反映することができない特殊論の場合には、きちんと手を考えておく必要があります。

≪四診合参の一般論と特殊論≫

四診合参による多面的観察から弁証することに問題はありませんが、四つの用法が絶えず均等に与えられるかというとそうではありません。

ある病気には舌診を中心にして弁証できる場合があれば、舌診より脈診

で明らかになる場合もある。また、原穴や兪穴あるいは腹診の体表観察にはっきりと表れる場合もある。

　体表観察はかなり有力な手法で、私たち北辰会では非常に重要視しています。四診合参においても、一般論としてはこうだが特殊論としてはこうだと、両面を考えなければなりません。

　余談ですが、政治家の中にも一般論と特殊論をひっくり返してものを言っているひとがいます。政治討論会でも"あっ、今ごまかしたな"っていうのがありますよ。

　人は一般論と特殊論の両面を弁えてものを言うべきだし、考えるべきです。それをきちんと実行していないとき、だましたりだまされたりするのです。

滑伯仁が真寒仮熱を治した治験例

　本質は冷えであるにもかかわらず熱証が現れたりすることがあります。このことについては、元の時代の滑伯仁が真寒仮熱を治した例を拙著『胃の気の脈診』の中で、取り上げています。

　それを紹介してみましょう。

　『居並ぶ医者がみな、これは熱証だといって熱を冷ます薬をたくさん与えている。一方、その患者さんは今にも死にそうな状態になっている。滑伯仁は常と変の陰陽関係に基づいて、"これは変であるから現象と本質がずれていくのだ"と見破る』。真寒仮熱には、本当は冷えなのに仮の熱の状態を示す場合があるとしているのです。

　たとえば熱証であれば本来口が渇きますが、そんなにたくさん水を飲むわけでもない。少し口を浸したらもういらないっていう。真の熱証であれば大体実とかかわっているから脈を押さえてもつぶれないのに、つぶれてしまう。

　このように現象の中にある本質の部分を洗い出していくと、現象と本質が入れ替わった陰陽関係すらも説くことができるという。これはかなりの名医でなければできないことだと思います。

4　境界の法則

「境界の法則」とは太極図の陰と陽を境にする部分に関するもので、これを"境界"といい、私たちにとって非常に重要なものです。白い魚と黒い魚から成り立っている陰と陽の境目の部分です（下図参照）。

　この境目の部分にどのような視点を設定するかで陰陽がはっきり出てきます。

　陽と陰、そしてこの境界。これによって太極陰陽が成り立つという法則は絶対的なものです。この「陰陽と境界をもって太極とする法則」と同様、先ほどの「対立の統一の法則」も絶対的なものです。

　男ばかりの世の中だとか、アマゾネスのような女ばかりの世界の話がありますが、境界があればそういう極端なことはあり得ない。人間の性という境界を立てると、陽（白い部分）が男で、陰（黒い部分）が女だということになります。このように一方があれば必ず他方があり、それを境界するものがあるということです。

　私たちは脈診時に、浮の脈か沈の脈かを診ます。脈の位置という設定をすると、こっちが浮の脈でこっちが沈の脈になってきます。おもしろいで

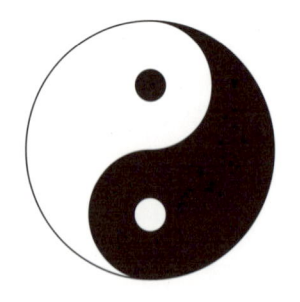

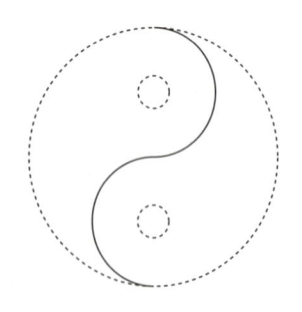

※実線部分が「境界」

太極図と境界

すね。

　八綱陰陽には、特に表裏、寒熱、虚実がありますが、まず病の位置がどこにあるのかという設定をすると陽の部分は表であり、陰の部分は裏となります。それでは寒熱はというと、病の性質がどういうものかという境界を立てると、陽の部分は熱で陰の部分は冷えになります。

　それから虚実があります。常に正気の弱り、邪気実が病の実体です。しかし相対的に正気が弱っている部分が大きいものを虚という。その反対を邪実として、私たちは八綱陰陽で判断します。ですから病の勢い、病勢という境界を立てると実と虚に分かれていく。この境界をどのように設定するかによって陰陽が変わります。陰陽という魔法のめがねがそれぞれの物差しによって変わっていくという大きな原理を示しているのです。

　対立と統一の法則の中で述べた「論理と非論理の問題」についても、人間の"認識"という境界を打ち立てると陰陽がはっきり出てきます。

　人間には論理的な認識と直感的な認識があります。論理性の方を陽とすれば、直感的な方は陰ですね。直感というのは陰の部分です。

　このように境界を設定する術を知っていると、陰と陽がどのように動くかということが見えてきます。

境界の法則は絶対的法則で、いずれの条件下でも通用する。

　他の法則、たとえば次に説明する消長の法則や互根の法則とは異なり、相対的なものではありません。絶対的なものです。東洋医学の法則性にもそれなりのランクづけがあるのです。

5　消長の法則

　陰が旺盛になってくると陽が少なくなってきます。陽が旺盛になってくると陰が少なくなってきます。これを「消長の法則」といいます。

　この消長の法則によって自然界や人体のバランスが保たれていると考えられています。次に出てくる「平衡の法則」は、「消長の法則」が変化し

たものといえます。"右が上がれば左が下がる、左が上がれば右が下がる"という一種のシーソー現象を起こすと思ってください。

　数学的な言い方をすると、「自己は相対峙するものに対して反比例する」ということでしょうか。要するに甲が勝ってる場合に乙は負けるし、乙が勝っていれば甲が負けるという法則性です。

　このようにみると、先述の下焦に寒湿の邪が入ったという事例は陰陽の消長関係で、下焦が陰となって上焦が陽となっている姿です。"天地否"といって、最もいけない卦です。分かりやすく言うと「上実下虚」です。だからこの場合、下の方を陽に転じさせて上の方を少し漏らしてみる。それで元通りになります。

① 消長の法則が機能しているうちは太極陰陽が正常な状況を補償する

　あらゆる病気を診る場合、消長関係があるかないかを診ることによって、この病が順か逆かということを判断できます。

　「消長の法則が機能しているうちは太極陰陽が正常な状況を補償する」ということです（下図参照）。

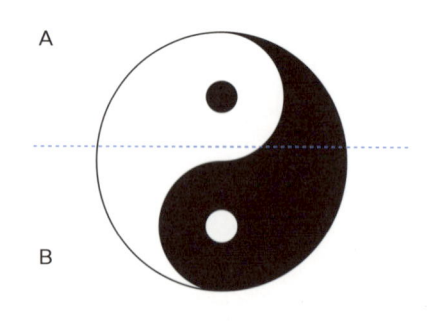

A：陽が旺盛になると陰が少なくなる
B：陰が旺盛になると陽が少なくなる

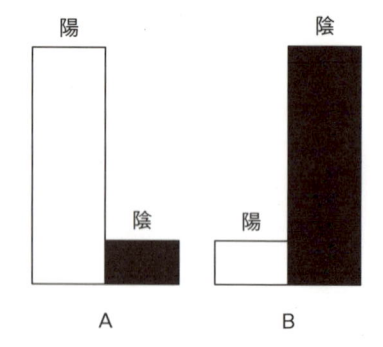

消長の法則

例を挙げて説明しましょう。

(例１) ツボの左右差の問題

　ツボの左右の問題があります。手の太陰肺経、肺の臓が病んでいる場合に必ず原穴である太淵に左右差があります。それが病です。ところがいくら反応を見てもそれが出ていない。あるいは肺兪を探しても左右差がない。左右が均等になっているということになると、これは異状な状態を示しています。即ち消長の法則が機能していないのです。

　ツボに左右差があるということは、順調に陰陽が機能しているということになります。左右差があっても治療によってまた戻ります。消長の法則が機能して回復するのです。

②「消長の法則は互根の法則と矛盾する」

　慢性の腎陽虚がある場合、その太極自体が小さくなっていると消長の法則を使っても陽が伸びません。この場合、陰を扶けながら陽も扶けるようにします。

　仮に若いときによく喧嘩していたご夫婦が、よぼよぼになっても喧嘩していたらお互いに損するだけで、いいことはありませんよね。これから先は、ともかく助け合っていかなければならない。先にも言いましたが、これを私は"年寄りの法則"と呼んでいます。

　こういう「互根の法則」と「消長の法則」は矛盾するということを覚えておいてください。

③「消長の法則」は「平衡の法則」の親戚・同類関係

　この消長の法則は平衡の法則の親戚・同類関係である。このことも覚えておいてください。

　消長の法則の中で、「相対峙するものに対して自己は反比例する」といいました。相手が強くなれば自分は弱くなる。相手が弱くなれば自分が強くなるという関係です。

"患者と医者の関係"もこれと同じで、非常に重要です。お互いに沈黙していたら前に進まないですね。また両方が喋り続けていても話になりません。相手が陰と出ればこっちは陽と出る。相手が陽となれば逆に陰となる。

　要するに、消長の関係から太極陰陽を形成していくのです。先ほど言ったシーソー現象のように、それは消長を通じてそのまま平衡をとろうとする働きで、消長の法則は平衡の法則の親戚・同類関係であるということです。以下にその例を挙げてみましょう。

（例１）海に浮かぶ船がどちらか一方に傾斜した場合
　海に浮かぶ船がどちらか一方に傾斜した場合、一度他方へ傾き、一方から他方へ、また一度他方へ傾き、一方から他方へ、また他方から一方へと交互に傾斜しながら、平衡的に安定をとろうとする。
　太平洋横断の堀江謙一さん、彼のマーメイド号は180度傾いてもまた戻れるようになっている。こういう振幅によって平衡関係をとれるようになっているのです。

（例２）腹診での左右差
　臨床例で説明します。たとえば右半身不随の場合、お腹は右側が虚して、左が実になります。手を当てると右側がひんやりした感じで左側はそうでもないという虚実がみられます。この場合は消長関係が成り立っているから非常に治しやすい。
　一方、あまり左右差がなかったり逆に出てくる場合は、消長関係が正常ではないということで、病気としては治しがたい。
　消長関係は平衡の法則と親戚であると言いましたね。
　平衡の法則というのは、放っておいても船が傾けば右に行き左に行って必ずもとに戻ってくる。だからこれは自然のあり方ですが、人間の体をよく見ているとこの平衡の法則が効かなくなっていく場合がある。即ち陰陽が異状な状態になっていく。これは重病です。

しかし、上手な人にかかるとうまく振り子運動を引き出していくことができます。これにはさまざまな術がありますが、特に腹部打鍼を研究している方はよくお分かりかと思います。

　左右のうち、片方が実であればそちらの側の部を取ればいいという、わりと単純ですね。

　しかし、妙に平均化していてはっきりしない症状がある。この場合は「負曳の鍼」として「火曳き」をやって、左右の肝の相火を軽く平均的に叩いていきます。そうすると右半身不随であれば、右側へ虚の方が出てくるし、左側へ実の反応が出てくる。出てきたところで思い切って叩くというやり方をします。

　鍼の上手な人は平衡の法則が働いているのかどうかを見極め、働いていてもその力が希薄であれば、それをうまく引き出します。

　このことについて『素問』の中に「良く鍼を持ち得る者は陰から陽を引き、陽から陰を引く」とありますが、これはまさしくそういう消長の法則を浮かび上がらせる方法だといえるでしょう。

6　平衡の法則

　「平衡の法則」は生体においても非常に重要な法則で、北辰会方式ではよくお灸をやる場合に、右と左の左右差の問題を意識します。鍼を打つ場合もそうです。

　「平衡の法則」は、鄒学熹流の医易学からいうと中天易になりますが、私は後天易の「洛書」にある方位の配当における数字の問題として説かれていると思っています。

　絡書の数字は魔法陣になっていて、縦、横、斜め、これを全部足すといずれも15になります。このことは地域の問題や時間の問題、季節性の問題は全ての陰陽のバランスがとれていることを暗示しています。これは平衡の法則の話をする場合に非常に重要な概念です。

（例１）平衡の法則と脈診
　平衡の法則からすると、たとえば脈診している間に脈が"表情"を変えるのです。ちなみに脈というのは、時間をかけて丁寧に診ればいいのではなく、短時間で診るようにします。この脈が医者の手によってさまざまに変化する。変化するということは、実はもう平衡の法則が働いています。脈を診ても脈の"表情"が変わらない場合、やはり重症といえます。

（例２）平衡の法則と背候診
　背候診で左右のツボの動きを捉えるわけですが、このとき左右の傾きが大きくなっていればやはり病気です。しかし軽く動いたり摂生をすると、この左右差が平衡の法則によって戻ってきます。まさにこの平衡の法則が、その後の回復具合につながっていくのです。

（例３）陰と陽の相対的なバランス
　平衡関係が上実下虚の場合は、ある程度放っておいても、実の部分が下に下りて、正気が上へ上がってきます。いわば自然治癒力だと考えてください。自然界にたとえれば、非常に暑い夏であれば冬の寒さが厳しくなる。全体としては四季の陰陽関係がバランスをとるということです。
　この平衡の法則は非常に重要で、それが互根の法則を使わなければならなくなると、異状な状態になっているといえます。
　さらに話を展開すれば現象と本質についてですが、本質は隠れた部分、現象は表れた部分です。これらは全く陽に対して陰、陰に対して陽の関係で、不即不離の関係にあるわけで、これが常の状態です。ところが変になると現象と本質が逆転します。

（例４）草木
　平衡の法則や消長の法則は人間のみならず、あらゆる自然界の動きに匹敵します。たとえば草木が上へ伸びるということは、根を生やして上下のバランスをとっているのです。陰気と陽気を取り入れている。上へ伸びる

とき、必ず枝葉が右へ出たら左へ出たりしながら伸びていきます。決して右や左の一方に偏るわけではありません。

　ただ特殊な植物が一つある。葱のことで"白通"といいます。葱は基本的には根も枝もほとんど同じ構造になっています。

　葱は通脈四逆加猪胆汁湯という薬で使用されますが、これには非常に深い意味があります。『傷寒論』でこの白通を使ったということは特別な意味をもちます。

　私たちの体も右左のバランスをとっています。生理的平衡をとりながら生かされている。その平衡関係が病理的なものになると、極端に右もしくは左へいく。それを臓腑経絡を案じて、右や左に鍼を打って戻していくのです。

（例5）自然界の平衡の法則
　前年の夏がいつもより暑かったりすると、次の年の冬が寒くなる。これも平衡の法則です。一年間を通して見たひとつの平衡の法則が働いている例です。

（例6）赤ちゃんの成長
　赤ちゃんが成長する場合、身長も伸びるし横にも大きくなる。しかし、両方が同時に成長するわけではありません。身長が伸びて背が高くなったなと思ったら、今度は太る。太くなったなと思ったら次にまた身長が伸びるという、縦と横のバランスをとりながら、赤ちゃんは成長します。

　人はこの縦と横のバランスが非常に重要です。なかには永遠に縦と横のバランスがとれずに上へ伸びないという人もいますが、一般的には縦→横→縦→横と成長します。

（例7）足
　人には左へ傾いたら右へいく、右へ傾いたら左へいくという交互の動きがあります。これもひとつの平衡バランスです。

宮本武蔵の『五輪の書』の"水の巻―足使いの事"の中に「陰陽の足とは片足ばかり動かさぬものなり」と、興味深いことが著されています。
　陰陽の足とは片方の足だけを前に出し続けられないのです。しかし剣道では必ず継ぎ足をして足を運んでいます。それから飛び上がったりする。これを宮本武蔵は見事に見破っています。"そういう動きをするから、かえってバランスを崩して相手につけ込まれる"と。
　自然体で歩くようにして、相手が逃げれば押していけ。相手が押してくればそのまま下がっていけばよい。とにかく自然の歩みに極意がある。これはまさしく陰陽における左右の平衡の法則を使っているのです。
　同じく『五輪の書』の"風の巻"には「我が兵法において足に換える事なし、常の道を歩むが如し」とある。"足使いについて必ず交互に右左を使いなさい、その方が安定して相手に隙を与えないと。逆に相手を攻める場合もその方が一番自然なのだ"といっています。
　このように人の動きや自然界のさまざまなものに、いつも平衡の法則が働いているのです。

7　互根の法則

　互根の法則を太極図でいうと、陽の魚と陰の魚がお互いに抱き合っている、助け合っている姿です。言い換えれば、"年寄りの法則"ですね。消長と平衡が成立しなくなった場合、この互根の法則が成り立ちます。
　それでは具体例を五つ挙げてみましょう。

（例１）八味丸

　八味丸は慢性の腎陽虚に使われる薬で、急性には使えません。そういう意味では、陰証で四逆湯を使って一気に陽気を引き立てるというのは、重症ではあるけれども互根の法則を使わないだけまだ良いといえます。
　こういうことに気づくと、『傷寒論』にあるこの陰証を引き立てる四逆

湯と八味丸とは全然質が違うということが分かります。真武湯と八味丸も全然違います。非常に重い病気に対して四逆湯や真武湯を使いますが、消長の法則が働いていればこその処方です。

　実際、単なる四逆湯だけでだめな場合は、通脈四逆湯や通脈四逆加猪胆汁湯などの陰液を補いながら作用させるようになっています。これはもうまさしく蝋燭の炎（命）が消えそうになっている、そういう時に使われるお薬です。

　（例１）のように八味丸は腎陽を補いますが、実は相対峙する腎陰を補いながら腎陽を補う。これは結局、太極自体が小さくなったためにそうするのです。

　なんでもないようにみえても非常に治しにくい病気は、すでに互根の法則に入っています。陰陽の太極自体が互根の法則が働くのには適した大きさではなく、陰陽の消長関係を保つことができない、平衡関係を結ぶことができない状態を指しています。

　これを治すには時間をかけてじっくりやらないといけません。まさに八味丸は、その最たる例です。

　以上のように『傷寒論』を読むとき、消長の法則を強調した部分と互根の法則を強調した部分があるということを理解してください。

（例２）年老いた夫婦

　年寄りの法則でも触れましたが、若いときから喧嘩ばかりしていた夫婦が年をとってから仲良くするというのは、お互いにかばい合わないと生きていけないようになっているだけで、必ずしも愛が戻ったわけではありません（笑）。これからはいたわり合うしかないという現実を述べています。

　ですからこの互根の法則が働くというのはかなり悪い方向ですね。そういう意味では互根の法則と消長の法則、平衡の法則は次元が違うし、それぞれが適応する法則の範囲も全然違うのです。

　互根の段階に入ると、陰陽としては非常に困窮した状態になっているのだということを覚えておいてください。

（例３）中医学の月経の見解

　よく中医学では"女性は月経によって月々血を降ろす。血に従って気も弱るので血を補うには気を補いながら治療しないといけない、気血両虚だ"といいます。しかしこれは太極の陰陽が狭まった段階の話であって、実際はむしろ消長の法則、平衡の法則を考えるべきです。

　だから血を補う場合は、逆に気を瀉して血を補うとか、疏肝理気剤の中に芍薬を柔肝剤として配合して、血を補うことによって逆に相対的に気を抑えようとする。陰を補うことによって陽を抑えようとする。肝気の高ぶりを肝血を補うことで抑えようとする。柔肝というような言い方をします。

　実はこれも陰陽を使っているのです。

　このように、消長の法則が働いている場合と互根の法則が働いている場合では全然違うのです。このことを理解すれば、病気が今どの段階にきているか、そしてどの法則性を使って治せばよいのかということが明確になってきます。

（例４）互根の法則を利用した盆栽

　盆栽で、松が上へ上へと伸びすぎないように調整したいときにどうするか。根っこを切って、根が伸びすぎないようにします。

　これは互根の法則を使った一つの実例ですね。根が下へ伸びないと枝葉は上へ伸びない。この法則を利用しながら盆栽の作り方が研究されていくのです。

（例５）腹部打鍼術と互根の法則

　腹部打鍼術で話しましたが、邪がどこにあるのか分からないといった場合、負曳の鍼を施す（拙著『弁釈鍼道秘訣集』を読まれた方もいらっしゃるかと思いますが…）ということは、これもある意味では互根の法則を通じて邪を引き出そうとする、いわば消長の法則にまで引っ張っていく方法です。ですから軽く腹部全体に負曳の鍼を施していく。このときにはもう、単純な消長関係は成立しないということになります。

8　循環の法則

　八番目は循環の法則です。循環の法則は、陰陽図をくるくる回せば陽が陰へ、陰から陽へ循環をするということです。

　第二章で述べた河図からお分かりのように、水・火・木・金・土と、無形のものから有形のものを生じていく過程です。宇宙にたとえれば、"散らばっていた塵が集まり、それが凝縮して天地ができていく"という天地開闢以前の広大なストーリーです。

　後天の洛書になると、右回転に有形から無形へ戻っていく姿です。言い換えれば膨張・拡散ということができます。

　私はこの循環は単なる循環ではなく、厚みのある循環だと思います。平面的には陰から陽、陽から陰へと循環しているようでも、横から見れば多分厚みがあるだろうと考えています（下図参照）。

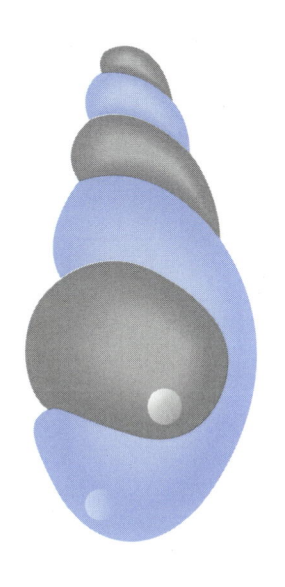

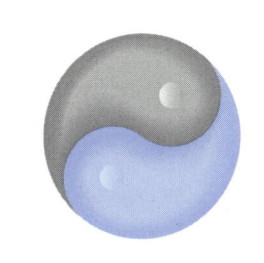

正面の図

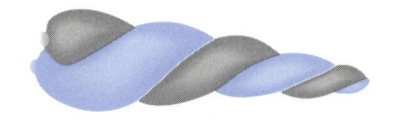

上からの全体図

横からの図

例を挙げてお話しましょう。

（例1）太陽が東の空から出て、昼に中天に輝き、夕方になると西へ沈みます。この太陽の動き、同じように見えても季節によって違います。夏至を過ぎると中天にある太陽の時間が短くなります。夏至の頃と冬至では昼間の時間がずいぶん違います。

同じように循環しているようで、実はお日様にも厚みがある。だから屈折の論理も成り立つと、私は思っています。

朝が来て昼が来て夜が来ると、また朝が来て昼が来る。春夏が過ぎれば秋冬が来てまた春が来る。一見単純にみえるこの繰り返しのなかにも、実に時間的な厚みが入っています。**通常、人の生活もだんだんと厚みをもっていくものです。**

糸巻きをくるくる巻いていくと、次第に厚みを帯びてきます。ただ回転して循環をしているだけではない、このことが非常に重要です。

前述したように循環の中には"急がば回れ"という屈折の論理が入ってきます。陰から陽、陽から陰へという単純な陰陽ではなく、次元の高いものになっていく。

電話の話でも触れました。私の声がどんなに大きくても地球の果てまでは届きません。ところが音波から電磁波、電磁波からまた音波へと屈折運動をすることで、地球を一周することができます。

中医学では屈折は非常に重要な論理で、循環の一部であるこの屈折をさまざまに応用しています。たとえば脾経の公孫に一穴打った場合、これを三焦経の外関へ一本もっていくと、この中には屈折がいくつかあります。また、"内関へ入れたら公孫を使えとか、足三里を使ったら内関を使え"とか、これらは全て屈折です。

（例2）日本の経済

現在の日本の経済は決して景気がいいとは言い難い。しかし、一旦底入れすれば後はもう上昇するしかありません。これが陰陽における循環の法

則です。
　"冬来たりなば春遠からじ"といいます。また"一陽来復"といいますが、☷は"地雷復（ちらいふく）"という卦ですね。復は回復の復です。即ち"坤為地（こんいち）"といって、陰の極みに行ったものには必ず陽が出てきます。ですから陰の極みで終わるということは絶対にありません。陰の極みは必ず陽に転化していきます。その役割を最初に果たすのが"地雷復"という回復の卦です。

（例３）発展と滅亡
　世の中全ての発展は滅亡に向かっている。一生懸命生きるということは死に向かって生きている。ですからみごとな死に方のできない人はみごとな生き方ができていないといえる。人は立派な死に向かって一生懸命頑張って生きていく存在なのです。

（例４）死者の書　「パドル・トゥドゥル」
　人の魂や死という問題について語るとき、私はよくチベットの『死者の書』（チベット語で「パドル・トゥドゥル」）を取り上げます。この書では"人間の生と死がつながっている"ということを非常に上手に説明しています。
　皆さんも経験したことがおありでしょうか。
　"今にも亡くなりそうな人のところに行って、枕経をあげる。あの世でも安らかにしてくださいと拝むわけですね。この枕経の教えがまた素晴らしい。人間というのはやがて皆死んでいくが、周りの人たちが会葬してあの世に送ってあげる。これは一つの教育で、無言の教えです。そうして死にいく者も安心して逝くことができる"と。
　実はチベットではいまだにこの儀式を行っています。
　英語ではパドル・トゥドゥルは「死人の書物」と訳すそうですが、チベット語の"パドル"は「中間」を意味します。そういうことからも「パドル・トゥドゥル」は生きても死んでもいない中間にあるものに対する導きの書といわれています。この中間こそまさしく、陰から陽へ、陽から陰へいくところの境界なのです。

9　転化の法則

「循環の法則」はある意味で「転化の法則」へつながっていきます。

転化の法則は「陰極まれば陽となり、陽極まれば陰となる」ということです。

"毒と薬"の問題を考えれば分かりやすい。たとえばトリカブト、私たちはその根を附子といいます。この附子には、からだが冷え切って陽気の弱った症状に対して覇気を与える効用があります。ところが与えすぎると陽がきつくなり、あげくに陰を滅ぼしてしまう。終いには心臓発作を起こして亡くなってしまいます。

この陰から陽、陽から陰、即ち毒から薬へという転化は「量から質への転化」です。「量から質へ」は非常に重要なことです。

同じ足三里を使っても強力な補法を施す場合と、ほんの少ししか気を集められない置鍼では、全く違います。

この量から質への転化はさまざまな現象にみられます。それは太陽の光と強さにみることができます。秋から冬に向かうにつれて、太陽の光や熱は弱っていきます。陽気が落ちて陰に入っていく。しかしこの陰がまた、陽につながって次の転化を促していきます。この転化の法則があればこそ、私たちは病を治すこともできます。

脈診や舌診では良性の転化がうまくいっているかどうかを診ます。脈や舌が戻る、戻らないという転化の程度によって、「これは非常に治しやすい」「こっちは非常に治しにくい病気だ」と判定できます。まさしく転化の法則に基づいて診ているわけです。

このとき、脈と舌以外の体表観察によっても確認していく必要があります。また診断の程度には個人差があります。良い先生に診てもらうのはいうまでもないことです。

「病気が治る、病気が悪化する」ということは全て転化の法則で、循環の法則の一部です。

そういう意味からいうと、**人の生と死はやはり一つのつながり**なのです。ある程度の段階に入るともう戻らないということがある。
　以前あるドクターの先生に、「フラットな脳波の状態を戻したことがある」と言ったら、先生は「それは十二時間以上経っていましたか」と尋ねられました。実際、一回フラットになっても戻る例がたくさんあります。だから一定の時間が過ぎないと"亡くなった"とはいえません。そういう不可逆的な反応は実際、線引きが簡単にできないのです。
　事実、亡くなった人を火葬するには、大体一日置かないといけないと法律で定められています。これは万が一息を吹き返す場合を考えるからです。そういうことを踏まえて、結局線引きが簡単にできないから待つのです。これも一つの転化の法則です。
　ここでも例を挙げて説明しましょう。

（例１）昼と夜
　昼と夜も一つの循環ですが、見方を変えれば一つの転化、陽から陰、陰から陽への転化とみなすこともできます。

（例２）『素問』の中に「寒極まれば熱し、熱極まれば寒ゆ」とあります。
　これは陰陽の転化を示しています。特に「寒極まれば熱す」は温病学でよく使いますが、冬場に冷えに悩まされると春先から夏にかけて温病や熱病を生ずるといっています。
　それから『傷寒論』の傷寒は文字通り、"寒に傷られる"というわけですが、陽明病の段階では熱化します。即ち寒から熱へという転化がみられる。それがやがて陰証に入ってまた寒に傾いて転化していきます。このように陰陽は、うたたてんてんするというのが特徴です。
　易というのは変化の法則を知ることだと説明しました。病態は常に変化するということを知っておかないといけません。病態も、肝脾不和だったらいつまでも肝脾不和証ではなく、場合によっては脾陽虚に転化したり腎陽虚になるかもしれません。またそれなりに安定したら今度は肝鬱が起

こってくるかもしれない。このように"虚と実が相互に入れ替わる、寒と熱がまた入れ替わる、表の病がまた裏に入る、裏の病がまた表になる"。この転化するということが大事で、**転化するから病気が治ったり、逆に悪化する**のです。

ですから陰陽学を学ぶうえで、特にこの易学においては、ものは変化するということをまず認識しておく必要があります。

（例3）ビッグクランチ

宇宙物理学で、宇宙が最終的に破壊してしまう現象のことをいいます。凝縮を重ねて陰の極みに達すると、その温度は一気に陽に転化する。ビッグクランチの瞬間には温度が無限大まで上昇するといわれています。

（例4）冷蔵庫と恒星

冷蔵庫の内部と外部は管でつながっており、気体が冷蔵庫の中に入ると膨張（陽の状態）してその温度が下がり（陰の働きに転化）、管と中の食料を冷やす。

逆に気体が冷蔵庫の外に出るところで気体は圧縮（陰の状態）されて、気体の温度が上昇して管が熱くなる（陽に転化）。

恒星の場合、重力で気体が圧縮されて高温になり、核融合の温度にまで到達するといわれています。

（例5）積乱雲

空気が太陽熱で暖められると、上昇気流が生じ、地上の水蒸気とともに一気に上空に達する。上空に到達した空気が今度は一気に冷やされて雲となり、雨に転化して降下する。上昇気流（陽）から下降気流（陰）へ、陽極まって陰となる現象です。

10　異極は相求め、同極は相反発する法則

「異極は相求め、同極は相反発する」。太極図の白い魚と黒い魚が抱き合っているのはお互いに求め合う姿です。磁石の動きを思い浮かべてください。

古代中国における三大発明「印刷、火薬、羅針盤」のうち、羅針盤は、細い鉄線の右と左の真ん中から左右に分けて半分だけ焼く。それをコルクに刺して水に浮かべてやると、焼いた部分は北しか指さない。これが磁石の原理です。

それから発生したのが"指南車"ですね。方向がわからない場合、この車を押していったら南へ行けるよと指南する車のことをいう。

人にものを教えることを「御指南申し上げます」という。今まさに私が皆さんに指南しています。もっとも「こっちですよ」といっても反対に行く人もいますが、こういう人はまぁ、仕方ないですね(笑)。

ともかく陰と陽を間違えてはいけません。陰と陽がお互いに求め合っているということは非常に大事です。

次に具体例を挙げてみましょう。

(例1)"遠きて近きは男女の仲"を取り上げてきましたが、これがまさしくそのとおり、当てはまるのです。

たとえば男性の場合、女性にもてるということだけではなく、人間として立派な生き方を心がける。ここから男が男に惚れるという世界も生まれてきます。

坂本龍馬のような男は非常に陽がしっかりしているので、女はもちろんのこと、男にも好かれる。

陰陽関係からいうと彼のように、女性にもてるだけではなく同性からもすばらしい人だと慕われるようでなくてはなりません。そうでなければ本当の陰陽が分かっていないということになります。

(例2) 体表観察

　寒証を診る場合、「温かくした方が気持ちいいですか、温めるとかえって悪化しますか？」と問診しますね。これも「陰陽の異極は相求め、同極は相反発する」の法則によって、"寒熱"あるいは"虚実"を見分けているのです。

　また喜按や拒按といって、"手を触れると気持ちいい"とか"ちょっと按えると痛くて触れない"ということを触診します。これらはみな、異極は相求め、同極は相反発するという法則を使っているのです。

11　標本緩急の法則

　標本緩急の法則。「標本」というのは、かつて『実用標本学』という演題で講義したことがあります。要するに物事の"原因と結果"や"根本と枝葉"を弁別して、「枝葉を先に解決するのか、根本を先に解決するのか、あるいは両方同時に解決するのか」を考える理論です。

　「緩なれば本を治し、急なれば標を治す」という、よくいわれる医療の法則性があります。

　患っていた病気に、急性病が起こり、それによって非常に苦痛を感じているならば、もともと患っていた病気の治療を一時的にそのままにして、新たにもたらされた苦痛の方を先に治す。これが「急なれば標を治す」という方法です。当然、急なるものがとれれば今度は根本を治します。

　このように標本は結局、**根本を治すための順序や序列を考える概念**だということです。

　究極は根本を治すということですから、標を治すだけではなく根本を治すための過程を経ていく。そういう考え方が非常に重要です。

　アトピー性皮膚炎は風熱湿によって起こります。大体は実なのですが、この邪実が長く続いて正気が弱ってくることがあります。

　たとえば顔面にできたアトピー性皮膚炎の場合、全面赤くなっていた症

状が、そのうち脾の部分や腎の部分が白く抜けてきます。これは正気が弱っている証拠です。この場合、根本の風熱湿を治す前に、まず正気を補って邪実を取るという"標本同治"をします。

　標本は、現象と本質や病因病理を説く重要な概念であると同時に、治療の序列（どれから治していくのか）においても非常に大事な概念です。

12　陰中の陽、陽中の陰の法則

　陰中の陽と陽中の陰の法則について述べます。陰陽には純陰、純陽は存在しないということを強調しておきます。
　ここでもやはり例を挙げて説明しましょう。

（例1）明るすぎるのは暗くするという論
　かつてお笑いタレントが面白いことを言ってました。ある人を指して「お前のその明るさが人を暗くする」と。ここには奇しくも"明るすぎるのは暗くする"という論があります。一定の暗さを内包した明るさでなければ、人は本当に明るくなれないということを意味するのではないでしょうか。

（例2）餅の中のあんこ
　餅の中のあんこにほんの少し、塩を入れると甘みが引き立ちますね。ぜんざいにも塩こんぶがついてきます。この塩が砂糖の甘さをほどよく引き立たせるのです。

（例3）獅子身中の虫
　第二章でも例に出しましたが、獅子身中の虫とは仏教用語で、仏の弟子でありながら仏法に害するという意味です。キリストでいえばユダですか、釈迦にはダイバダッタですね。しかし釈迦やキリストの偉大さはむしろ、これらを内包することにあったのではないだろうか。際だつものに意味を

見いだす。そうして、矛盾するものを内包することは非常に深い意味をもつということを教えてくれます。

（例4）四逆散
　四逆散には炙甘草、枳実、柴胡、芍薬の4種類が入っています。芍薬は白芍薬です。白芍薬は北辰会ではよく肝鬱に使いますが、『傷寒論』では"寒えの邪によって陽気が中へこもって、手足に陽気が伸びない"というときに使う薬とされています。
　面白いのは基本的には瀉剤なのです。柴胡・枳実でもって疏肝理気、破気導滞。で、炙甘草はつなぎとして非常に重要な意味をもっています。白芍薬は肝血を補う働きをする。中医学では柔肝といいます。肝を調えるということから調肝、または柔肝といっています。
　この芍薬を入れることには二つの意味があります。一つは破気導滞、疏肝理気によって一部損なわれる肝血を補う面があります。もう一つは肝血調肝をしてさらに柴胡、枳実の働きを強化しているのです。
　（例2）で紹介しましたが、あんこの甘さに塩を少し加えることが重要な意味をもちます。これは「陽中の陰」ですね。あんこに陰陽的な考え方をするというのは、なかなかユニークでしょう(笑)。
　話を元に戻します。柴胡・枳実は瀉剤、芍薬・甘草は補剤、これらが全体としては瀉法として働きます。ここに"陽中の陰"があります。
　薬剤を陰陽によって切りとっていくことは、『傷寒論』を理解していればこそ可能になるのです。

（例5）当帰芍薬散　補中の瀉、川芎
　四逆散と逆に「陰中の陽」を使っている薬に、広く一般的な当帰芍薬散があります。
　『金匱要略』の中で、妊娠中の女性が腹痛を起こした場合に使うとされている当帰芍薬散は、三つの組み合わせから成り立っています。
　即ち当帰、芍薬、これは君薬になりますが、補血、柔肝です。次に茯苓、

白朮、沢瀉で健脾利水です。"血中の気剤"といわれる三つめの川芎が実は重要で、これが疏肝理気に働きます。
　こうしてみますと当帰芍薬散は、全体としては補剤です。ここでの意味は、肝血不足によって肝血不足と脾虚湿盛が組み合わさった病理です。肝血不足だから当然、調肝をやりますが、同時に川芎を入れて肝気を下しているのです。
　だから肝血を補いながらも同時に脾虚湿盛を治し、その場合に肝血を補いながら肝気を下して、さらに脾虚に肝気が乗じようとするのを抑える働きをします。肝気を下すことによって、肝血をさらにアップしている。みごとなものです。これは補中の瀉です。即ち陰中の陽を使っているのです。
　「陽中の陰」「陰中の陽」は、それぞれの陰陽を際立たせる重要な働きをしています。"あんこの甘さを際立たせるための塩気"なのだと覚えておくと分かりやすいし、これが非常に深い意味をもっているということを理解してください。「陽中の陰」「陰中の陽」は大変な名方です。

13　陽は昇り、陰は降るの法則

　次に「陽は昇り、陰は降る」。陽は下から上へ昇り、陰は上から下へ降りています。ごく当たり前のことですが、火と水を思い浮かべてください。火は上へ昇り、水は下へ降ります。
　ところがビーカーに入れた水を暖めるには、火を下へもっていきます。そうすると陰陽の調和がなされて、水が熱せられるのです。この状態を易の卦では「水火既済」といいます。これは「地天泰」(※)と同じです。
　「天地否」(※)にならないように、上のものが下へ降りていく。それが調和です。逆の「火水未済」は、火と水が交わっていない状態です。上のものが上へいって下のものが下へいくと陰陽の交流ができなくなります。
　必ず上のものが下へ降りてきて、下のものと話している姿が「地天泰」です。

火と水も同じことです。必ず力のある方が力の弱い方の位置まで降りていく。あるいはその下にへりくだっていく。このことは非常に重要な意味をもっています。

　これに関連した中医学の概念に「心腎不交」があります。『傷寒論』ではこれに黄連阿膠湯を使います。北辰会方式では神門と照海を使って調整します。

　心腎不交はまさしく火が上へいって水が下へいく状態です。これでは陰陽がバラバラになって交流しません。その根本原因は、下焦にある腎の陰気が不足するために、虚火が上へ上がって心火が盛んになって心陰が不足する。そうすると興奮状態で夜も眠れないという症状が現れます。

　これを治すには水火既済の方へもっていく。心の熱をとる、心の気を抜いて腎陰を補っていくとみごとに調整できます。

　この卦は頭脳労働者に多いようです。言ってみれば、日頃頭を使うことの多い学者さんは、陽気をもって上へ上げているから、意外と下半身が弱っています。陰陽のバランスの中で、左右と同時に上下のバランスがいかに大事かということを、ここでまた強調しておきます。

天地否(※)・地天泰(※)

　☷が「天地否」です。陽が上にあって陰が下にある。逆は安泰の泰で「地天泰」になる。☷です。

　「地天泰って、陰が上へ成り上がったんじゃないですか」と言う人がいます。いわば"かかあ天下"の論ですが、これは間違い(笑)。かかあ天下は「天地否」で、陰陽のバランスが崩れます。

　力があって徳のあるものが身分の低い下に降りてきて、励ましたりする。これぞ世の中の安泰です。

　このように陰が上で陽が下にあるという「地天泰」は、最も安定した卦です。先ほどの"火水未済、水火既済"という陰陽関係でも同様に説明できます。

　それでは例を挙げてみましょう。

（例１）上熱下寒

再三述べていますが、上下の問題は非常に重要ですね。そう、どうしても人間の気は上へ上がります。上熱下寒になりやすい。

『傷寒論』では太陰病から厥陰病、少陰病と進みます。その少陰病にいく過程の中で厥陰は、"上熱下寒"であるといわれています。

これはすでにして腎陰で、腎陽が弱ったために上に熱が逃げて下が冷えてしまう状態をいいます。これがやがて、全くの陰の状態になって脱陽を起こして亡くなってしまうという少陰病の範疇に入っていくのです。

（例２）頭満腹空

禅のお坊さんがよく「頭満腹空」といいます。頭は動いているがお腹がすいているという。この状態は本来、臍下丹田に納めないといけない気を上へ上げてしまうから起こる。だから座禅によってこれを降ろす。降ろすものは何かというと"陽気"です。言ってみれば「水火既済」「地天泰」にするのです。繰り返しますが、上のものが下へ降りるということは非常に重要なことです。

◆**異極を相求め合う場合は方向性が逆転する**

「陽は昇り陰は降る」という法則は、火と水の関係では絶対的なものですが、**異極を相求め合う場合はこの方向性が逆転する**ことがあります。

たとえば草花は大地に根を生やし、葉と幹は上へ向かいます。これは陽を求めているからです。陽を求めて光合成を行うという重要な働きをしていきます。陽（日光）を求める、これは陰だからです。下の根は、暗くて湿っぽい場所に入ろうとします。根は陽だから陰（大地）を求める。そうしてバランスをとっているのです。

この「陰陽互根の法則」を利用して、盆栽好きの名人は上へ伸びないように根の部分を一部切ります。このように「異極が相求める場合には、陽は昇り陰は降る方向が逆転する」ということを覚えておいてください。

もちろんその基本には「火は昇り水は降る」という原則があります。

14　Ｚの法則

　太極図があらゆる法則性の源泉であると何回も述べてきました。太極図は柿の種を横から半分にスライスしたらこの形になったといいます。おもしろいですね、一回やってみてください。
　こんな卑近な例から、私は"Ｚの法則"なるものを発見しました。これは誰も言わなかったと思います。それは何かというと、柿の種を半分にしたような、この境界の部分です。
　下図を参考にしてください。
　境界はこういう形ですよね。これをさらに展開するとこんなになる。これをくるくると右回転させると卍の法則になる。
　再三述べてきましたが、陰と陽を上下にしてみると、陰は下へ降り陽は昇るという右回転が起こってきます。この卍の法則が"Ｚの法則"です。
　これは空間的にいうと人間そのもの、それから四足獣自体の"斜体法"を基本としています。お相撲さんの蹲踞の姿勢や女性のファッション

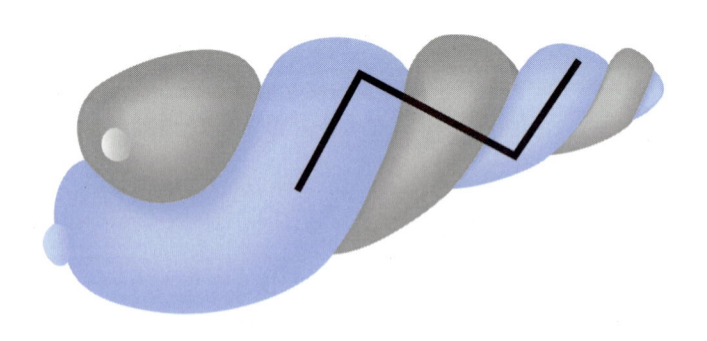

立体図におけるＺの法則

ショーの場合は反対で、これを"側対法"といいますが、こういう形は特殊なんですね。

　一般の四足獣では斜体法。右手と左足、左手と右足が同時に動く。したがって"Ｚの法則"には右回転するということと「斜体」があるということが分かってきます。

　それからもう一つ注目していただきたいのは、"Ｚ"には全円の歪みのない円形であると同時に、歪みがある。屈折しているんですね。

　だから太極陰陽論においては屈折と平坦の両面をもっているということになります。この屈折が非常に重要です。これは前にお話しした電話の話に関連しています。ここでも例を挙げておきます。

（例１）釣藤鈎は右回転の亢進（肝陽化風）を阻止する
　右回転を促進するものと抑制するものがあります。釣藤鈎という薬があります。この釣藤鈎がどういう働きをするかというと、釣藤鈎はこういう形をしています（下図参照）。

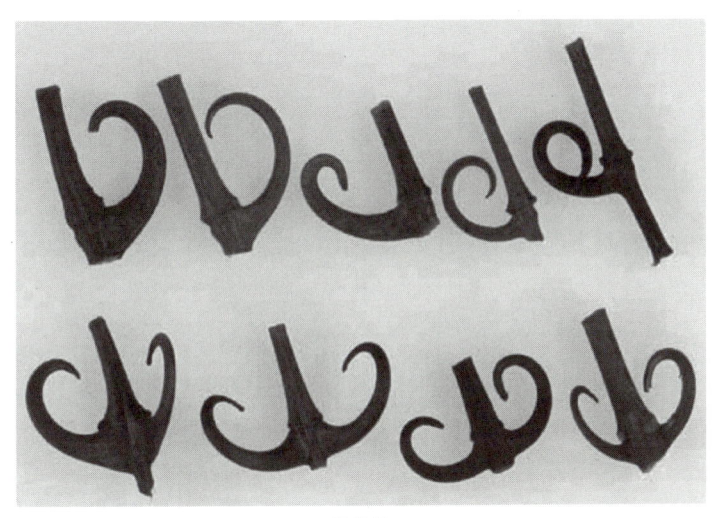

釣藤鈎

ごらんのように枝から葉が二つ出ているんですが、おもしろいことに鉤状のものが逆向きに付いているのです。薬物学の専門家が「一番よい釣藤鉤はこれがたくさん入っている」といっています。要するにこの部分が最も効き目があるということです。
　この釣藤鉤が入っている有名な方剤に「天麻鉤藤飲」があります。薬には形に大きく根ざしている薬効というのがあります。四気五味によってある程度説明してきましたが、私は形が非常に大きな意味をもつということに気づきました。
　この代表的な使い方として、肝陽上亢、肝腎陰虚による肝陽上亢、肝火上炎があります。この症状によって起こるふらつきは肝陽化風といって、肝火上炎から風に転化したものです。これは陽の極みを意味します。則ち先程からの理論からいうと、陽が勝ちすぎて右回転が早すぎる状態です。ゆっくりしているのは陰が勝ってくる。この鉤の部分が、早すぎる回転である、上逆を阻止するのです。
　このように考えていくと薬の新たな使い方が分かってきます。太極陰陽論に基づくシャープな使い方ができるということを暗示しています。

（例２）右回転する巻き貝、大宇宙、草木の蔓の渦
　巻き貝を取り上げてみました。巻き貝の渦は右回転しています。左回転はありません。ところが「先生、そっちから見たら右回転だけど、反対から見たら左回転だ」って当たり前のことを言う人がいました。本当に困るね、こういう人は（笑）。
　要するに貝殻が大きくなっていく方向は右回転ですよ。宇宙における星雲の動きもほとんどが右巻きです。おもしろいですね。草木の蔓もほとんど右回転です。
　これは生命の法則です。右回転しながらあらゆるものは発展に向かう。ただし発展はそのまま消滅につながっている。薬物にはそれを阻止するものもあれば助長するものもある。それらを使い分けて陰陽のバランスをとっているのです。

15　陽は発散、陰は収斂(凝縮)の法則

「陰は静にして陽は躁なり」。陰の性質は非常に静かで、陽は非常に激しく動き回る。

この"陰の静なり"というときの"静"は静止の静ではなく、相対的に動いていないということです。なぜならば易の三つの真理(変易、簡易、不易)の中で「万物は変化する」としています。だから動かないものは全く存在しないという相対的な静止状態のことをいいます。一方、陽は激しく動きます。

私たちが化学の時間に勉強したことを思い出してみましょう。水の分子と氷の分子、熱を加えて水蒸気の分子とあった場合、水蒸気の分子は人の目にも動いているように見える。ところが水の分子になると見た目では分かりません。しかし実際は動いている。氷の分子も同様に動いています。動いているがあまりにも静止に近い状態です。

これと全く同じで"陰は静なり"は静止ではなく、どっちかというと控えめな動きだということを確認しておきたいと思います。

例を挙げます。

(例１) 気と血・津液

血自体は活発に動かない。気の発散する作用、推動作用が加わって初めて、血は脈中を流れる。津液もしかり。陽の要素が強い気が不足したり、発散しなくなれば、血や津液はその場で静的となり凝縮収斂し、瘀血や湿痰の邪を形成する。

(例２) 夏と冬

『素問』の四気調神大論の中に、「夏は、気をもらさしめる。」「冬は閉蔵という。」とあります。

夏は陽の強い季節。この季節は大いに気を発散させる。一方、陰の強い

冬は閉じて蔵す。収斂である。

　夏場は虫や獣たちが活発に活動するが、冬になると地中で冬眠し、静的な時間を過ごす。そういうことですね。

16　陽は陽へ、陰は陰へ集まる法則

　この法則は第10法則の「異極は相求め、同極は相反発する法則」とまったく反しています。第10法則はいわば、磁石の動きです。生物界でよくみられる現象で、オスとメス、植物の根茎と枝葉などにみられます。この現象は単数同士に現れることが多い。

　一方、この第16法則は、集団の動きにみられることが多い。たとえば猿が生活する場合、同種の猿が集団で暮らし、異種の生物を受け入れることはない。人でも集団となると、男性集団、女性集団と大きく分かれて行動することが多くなります。これが第16法則です。

　人の身体の上下でいうと、上半身の「頭」は陽、下半身の「足」は陰なるがゆえに、「頭寒」「足熱」で陰陽のバランスを保った状態になっています（第10法則）。

　ところが、ひとたび人体に熱がこもると、陽は昇る性質から頭部の陽と合体しやすくなり、頭部の陽はますます盛んとなり、多くは顔面紅潮や頭痛が生じます。その熱が強烈であれば当然上半身はもとより、下半身も熱となる。しかし、それほどではない熱であれば、陽の昇る性質のみが働き、顔面紅潮や頭痛が生じる陽に陽が加わった状態となり、下半身は相対的に陰の働きが顕著になります（消長の法則参照）。いわば上熱下寒です。

　例を挙げてみましょう。

　ある女性が足を冷やした。すると、翌日咽頭を腫らし高熱を発しました。そこで清熱治療・十井穴の刺絡をしきりに行ったが、はかばかしい効果は得ることができませんでした。そこで「合谷」に鍼をすると、解熱して一

応改善したが、もうひとつすっきりしなかった。そこで下半身を温めるために腹部の「大巨」に一鍼したところ、癒えたのです。

　この事例は下半身を冷やすことにより、相対的に上部・咽頭に熱がこもった状態です。清熱治療をしても有効でなく、相対的な上部の熱を「合谷」によって処理したが十全でなく、下半身を温める「大巨」の処置を施して完治した例です。この場合、熱が根本原因ではなく、「下半身の冷え」が病原だったのです。

　この例のように、病因病理を踏まえて大本を治すことがいかに大事であるかということをつくづく思い知らされるのです。

第四章

太極陰陽論における法則性の相互位置関係と適応の問題

この章では、太極陰陽論における法則性の相互位置関係と適応の問題について解説していきます。法則性については前章で、1～16まで挙げました。ここにもう一度、列記いたします。

1　対立の統一の法則
2　連続性と不連続性の法則
3　常と変の法則
4　境界の法則
5　消長の法則
6　平衡の法則
7　互根の法則
8　循環の法則
9　転化の法則
10　異極は相求め、同極は相反発する法則
11　標本緩急の法則
12　陰中の陽、陽中の陰の法則
13　陽は昇り、陰は降るの法則
14　Zの法則
15　陽は発散、陰は収斂（凝縮）の法則
16　陽は陽へ、陰は陰へ集まる法則

　絶対法則と部分法則、あるいは全面法則ですね。これを軸に各法則性の関係などを述べていきたいと思います。

　陰陽はくねくねと屈折していきます。**この屈伸性こそが実はあらゆる病気に対応して病気を治す原理になっていきます。決して直線的ではありません。必ず紆余曲折しながら論理をまとめていきます。陰陽理論とはそういうものです。一見矛盾してみえるものを論理的につないでいくのが陰陽論の大事な面です。**

『老子』の中に「天下、美の美たるを知りて、美の醜を知らず」という一節があります。美の醜というのは醜いということです。美の醜を知らずと。なかなか含蓄のある言葉ですが、これもつながってつながらないという論を展開しています。

　このように、私たちを救済する老荘哲学も実は太極陰陽論で割り切れます。老荘哲学を太極陰陽論に照らし合わせていくと、今まで不可解だとされてきた『老子』の言の全てがこの中に浮かび上がってきます。これは最終的には私たちの結論になるはずです。

1　対立の統一の法則と循環

　陰陽はお互いに助け合う、相互扶助の関係であって敵対矛盾ではないと説明しました。この「対立の統一の法則」は絶対法則で、法則中の法則であると理解してください。

　太極陰陽図は元来(図-A)のようにあるべきです(次頁参照)。

　ところが(図-B)では、太極陰陽がまだ動いていません。構造的には天が上で地が下(黒い魚が下へ行って、白い魚が上へ行っている状態)で正しいのですが、実は太極陰陽の静止状態を示します。これが動き出さないと、本当の陰陽が消長平衡しません。しからばなぜこれを逆さにするのかということから説明していきます。

　図-Bは図-Aとは反対です。陰と陽の象徴は火と水です。火は上へ上がり、水は下へ下がる。そうすると図-Bが道理のように思えますが、実は反対です。陽は上へいき、陰は下へいくから動かない。ちなみにこれに気づいた人はなかなか賢い人だと思います。

　それではあえてこれを逆さにしてみましょう。陰は下がり、陽は上がっていく状態ですね。そうすると右回転に太極陰陽図が動き出していきます。

　図-Aは"地天泰"で、陽は昇り陰は降るという、本当の意味での安定

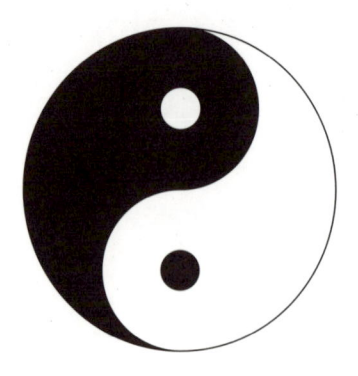

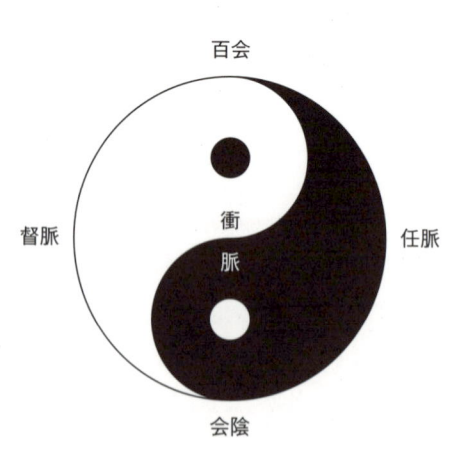

図-A

百会

督脈　　衝脈　　任脈

会陰

図-B

を表しています。だから陰陽の交流ができる。だから右回転しだした。みなさんもこのことに気づかれたでしょうか？

この"地天泰"の泰というのは非常に重要です。これは安定ということですが、安泰とも呼んでいます。これは固定したものではなく実に動き回ります。

動き回る図-Aはある意味では不安定です。私たちが立っている状態と動いているときでは、当然動いている方が不安定です。その不安定を利用して前進することができます。このことを「不安定の安定」といいます。

「完全」という言葉を考えてみましょう。その「完全」はすでにして「完全」ということは意味するけれども「不完全」ということは意味しません。そうすると本当の「完全」というのは不完全性を備えたものでなければなりません。これを「不完全の完全」といいます。

同じように「安定」というのは、動きの中にあっての「安定」です。だからこれを「不安定の安定」といいます。

一方の図-Bは"天地否"で、こちらは固定した状態です。

2 連続性と不連続性の法則

「連続性と不連続性」は、いわゆる「つながってつながらない」という法則性です。

宇宙飛行士の毛利衛氏が帰還後、"私は宇宙観が変わった"と興味深い感想を述べています。「国同士が別々だと思っていたら、宇宙船から見た地球は国境も何もない一つの青い世界で、その中に美しい山と川、海が見えました」と。

では、生物と生物はどうか、人間と猿はどう違うのか、人間と動物と植物はどう違うのか。ＤＮＡという遺伝子情報によって生物はみんな同じです。そうすると存在する全てのものはひとつにつながっていて、あらゆる生物はその全体のうちのたったひとつのことにこだわっているのだと、毛

利氏が言います。

　このことは、本当の意味では全部つながっている。だけども、つながってしかもつながらないことによって、人は論理的にものを整理して考えることができるというわけです。

　小建中湯と桂枝湯をいっしょにするわけにはいきません。だから、「背後で必ずつながっているのだという論をもちつつ、そのうえで我々は個別性を見なければいけない」ということです。

3　常と変の法則

　「常と変の法則」は中医学でよく使う絶対法則です。覚えておいてください。

　この常と変というのは、「一般」と「特殊」を意味します。この変が病態で起こった場合、これはもう非常に危険な状態です。

　寒えの証は、全く寒え、「寒い、寒い」と言います。熱のものは「暑い、暑い」と言う。本当は寒えなのに熱の症状を示したり、本当は熱なのに寒えの症状を示す場合がある。この症状は簡単に治すことはできません。

　卑近な臨床例でいうと体表観察と病証が一致しないケースがある。脾の症状があるのに絶対脾の反応としての兪穴とか、それから腹部の脾の募とか胃土とか、原穴に異常が出ないということになると、これはもう大変な"変"です。

　"常"の場合は全部一致します。だから診断の際はまず"常"の範疇で、患者さんの状態を診ていく。それに沿う場合は大体"順"で、治しやすいし、問題の解決がしやすい。ところが"常"の範疇に収まらない場合は"変"になっている。これはやはり治しにくい。

　そのほか、"常"と"変"の関係にはさまざまなものがあります。

　よく最近の若者はキレるとかいいますね、ちょっとしたらカッとなる。それから逆ギレという現象がある。自分が悪いのに逆にキレて相手に危害

を加える。これは"変"です。ともすると世の中にはたくさんの"変"が存在しているかもしれない。そうなると"変"の法則が働いて世の中がまともではなくなっちゃう。老荘哲学でいう「まともではない」というのは意味が違いますが、これでは全く話にならない。こういう"変"、これはもう逆証です。

4 「境界の法則」と「平衡・消長の法則」の関係

「含三を以て一を為す」は、"陰陽と境界をもって太極とする"という意味です。ここではその境界の部分についてまとめてみます。

1）（認識の場合）**境界は陰陽の直接概念、設定の視点になる。**
　病の深さは表裏、病の性質は寒熱という設定ができます。またその視点によって陰陽がはっきりと変わっていきます。

2）**陰陽の動きの中で傾斜がひどい場合や平衡修復ができがたい場合に、境界が大いに機能する。**
　病理的な問題で平衡がうまくとれなくなる。極端な場合、たとえば傾きっ放しの船も傾きすぎると、早く元の位置に戻そうとしても戻すことができない。この悪い状態を元に戻すときに、ヤジロベエでいう軸の部分が大きな働きをするのです。

3）**境界は消長の法則、平衡の法則との関係が大である。**
　消長の法則と平衡の法則は並列して考えるべき法則です。

4）**境界の機能程度によって陰陽の機能を決定する。**

この四つが境界の法則のポイントです。
　「含三を以て一を為す」という易理論を展開した鄒学熹は優れた哲学者です。医易学の大家ですね。しかし彼は、それを臨床では展開していません。で、何を隠そう、この私が40年続けている臨床の中で、彼の易理論を確認し、実践哲学に置き換えてきたのです。
　鄒学熹の医易学の「含三をもって一と為す」は、太極は陽と陰と境界によって成り立つのだということを主張しています。このことに関して『老子』の中に次のような言葉があります。
　「道一を生ずる。この一から二を生ずる。太極一から二を生ずる。そしてこの二から境界が生まれる」。陰陽と境界をもって一つになり、万物が生成されるという。
　鄒学熹は「陽と陰が消長することによってこの境界が設定される。これは陰陽の静止状態である。あまり動かない状態なのだ」といいます。逆に、「境界が陰陽を分かつということは、陰陽の運動状態にある」といいます。非常に意味深なことを哲学的に説いています。
　ここで復習しておきましょう。「消長の法則」とは、「相対峙するものに対して自己は反比例する」という法則です。「平衡の法則」は「消長の法則」を踏まえつつ、バランスをとるという陰陽の法則です。
　実際私自身、臨床を指導していくうえで、これらの法則が非常に大きな意味をもつということを理解したのです。

〔1〕陰陽が著しく傾いたときに境界が働く

　消長と平衡の関係によって陰陽が著しく傾いた場合に、境界の部分が働き出して新たに陰陽を決定します。
　認識の場合には、この陰陽を決定づける境界こそが視点、観点です。
　病が浅いか深いかという境界を設定すると表と裏という観点になるし、病の性質という境界を置くと、熱と寒に表われてきます。
　これは認識における境界の働きですが、実際に病気を診たときにこの境界が動き出すということは非常に重要なことです。陰陽が大きく傾いた場

合、これを修復する機能として境界が働くのです。

〔2〕督脈について

　少し変わった太極図をごらんください（下図参照）。

　これをどのように見るかというと、まず境界を背中の督脈だとします。

　左の点、点、点のつながっている黒い丸が、左の兪穴の通りだとします。兪穴あるいは第2行、第3行の兪穴の反応だと考えてください。

　右の黒の中のずっとつながっている白い点が、右の兪穴あるいは2行、3行の反応だと考えてください。

　消長と平衡の関係によって、なぜ督脈上に急性の病の反応が現れるのか。そして督脈上の圧痛を消去するにはどうしたらよいのか。消去することはどのような平衡関係をもっているのかということを展開しましょう。

　臨床と密接にかかわっていますが、それを理論、そう、陰陽の法則にまでもっていくために相当な取捨選択が必要になります。昔から私は**「急性病の場合は督脈と井穴を探せ」**と教えてきました。「井穴の左右差のきつい所に反応があるから診なさい。そして、督脈上の穴所に圧痛が出るから

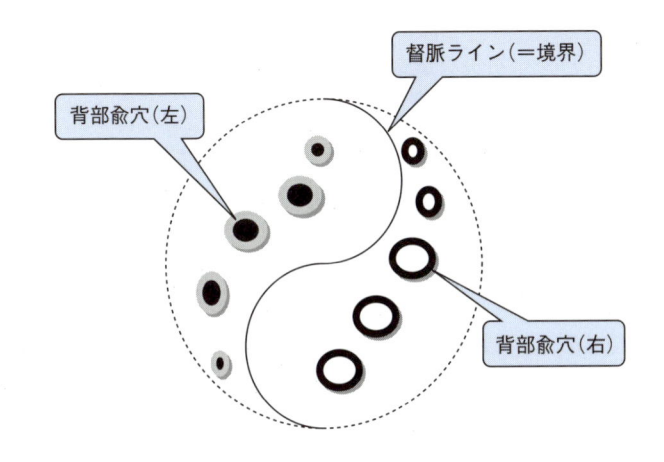

少し変わった太極図

そこを探しなさい。そこに関連する臓腑が多くは病んでいます」と。それはみごとなまでに正解でした。

　なぜ督脈上に反応が現れ、そこが治療ポイントになるのかというと、まさしく境界の部分が陰陽を大きく戻そうという働きをするからです。

　だから、極端に境界が動かないといけない状態というのは、陰陽の異常事態が原因です。「危険ですよーっ」と督脈が教えてくれる。その督脈をヤジロベエの軸として、陰陽を急激に戻そうとします。

　すごいですね、私たちの体はそうして治ろう治ろうとしているのです。だから本来、病気は治って当たり前なのです。治らないのはこの法則に逆らっている。一方、治せないのは、こういう法則を知らずに鍼を打っているからです。

　例を挙げて説明しましょう。

（例１）脾不統血の不正性器出血の患者の例

　ステロイド剤を20年間使い続けて、体ががたがたになった患者さんを鍼灸治療したときのことです。ついこの間閉経する前までは、月経になると重い貧血状態になっていました。私はこの患者さんを治療するにあたって、中医学でいう脾の不統血という理論を用いて脾を治しました。

　その場合、背部兪穴の左右にお灸を据えていきます。単純な陰陽の平衡関係で動く場合、少しお灸を施すとすぐ右と左の数が整いますが、この患者さんの場合は整わない。

　そこで兪穴の真ん中即ち脾兪の真ん中、「脊中」を診ました。すると圧痛が出てくるのです。この脊中の部分（督脈上の穴所）の境界を動かすことによって、この傾いた陰陽を大きく戻す働きが出てきます。

（例２）尿閉で命門に圧痛が出る

　尿閉（おしっこが出ない）で、腰痛がひどい患者さんがいました。診ると、命門と膀胱兪に反応が出ている。命門の圧痛が特にきつい。腎兪は当然左右差がきついわけです。

この患者さんの場合、膀胱兪にも治療しましたが、命門に一本鍼を打ったのです。そうすると驚くことなかれ、5〜10分でスーッとおしっこが出だしました。この治療法を二、三回続けて治すことができました。

　これは大きく傾いた病態の場合、"真ん中の境界が治す"という法則につながっていきます。これは非常に重要な考え方で、境界をもって陰陽を動かすという陰陽哲学理論と一致するのです。

　こういう症例は臨床の中にたくさん見受けられます。特に北辰会方式では、左右の陰陽を非常に意識して治療にあたります。

【注意すること】

　初心者の方はすぐに短絡的に真似しようとしますが、督脈の治療に効くだろうと思って軽々しく打たないでください。これは効きますが効きだしたら非常に危険な部分があるので、置鍼時間は余程短くしないといけません。場合によっては瀉法が効きすぎて、ガクーッとくる場合があります。非常に慎重に刺針してもらわないといけません。

　だけど本当に脈や舌の状態を理解したうえでこの督脈をうまく動かすならば、かなり名人芸に近いことができるだろうと思います。

　その原理を陰陽と境界によって太極ができる、「含三を以て一と為す」理論を臨床実践によって、私は今、あなた方に伝えているのです。これはかなり高度な考え方で、高度な治療法です。

　だからこそ妄りにしないようにしてください。危険を伴うということを重ねて言っておきます。

　「効くから」といって劇薬を短絡的に処方したら、場合によっては患者さんを死に至らしめてしまう。そういう軽率なことを安易にする鍼灸師もいますが、これはもう論外、なにをかいわんやです。

　さまざまな経験を積んで臨床実践ができていれば、その処方は意味があります。鍼があまり効かないからといって安易にすることが間違っている。

　そういう意味でこの督脈は、大きな陰陽の傾きを戻すということを覚えておいてください。

〔3〕奇経と境界の法則

　左右の問題を取り上げてきましたが、今度は上下の問題を取り上げていきましょう。人間の体の上下を仕切っているのは帯脈です。そして左右を仕切っているのは督脈と任脈です。

　西洋医学では正中を矢状線といいますが、この縦線によって左右を分かつのは任督です（図-C）。それも体表上では任督ですが、体の中心においてこれを分かつのは、実は衝脈です（図-D）。

　そうなってくると、王冰が一元三岐といった、任督衝を一体のものとした考え方は非常に優れていることが分かります。上下を分かつ境界は帯脈です。そして前後を分かつ境界は、体表上では足の少陽胆経です。

　帯脈の病証の中に、「水中に坐するが如し」とあります。水の中に腰を浸けているような感じに冷えるという状態です。これは実は上熱下寒の徴候を示しています。厥陰病に出てきますね、上熱下寒。

　これは上と下の気がアンバランスで、整えようとしても戻らない。下に冷え、上は熱に傾いてしまった状態です。それを修復するのが帯脈です。

　北辰会方式では以前から、滑肉門、天枢、大巨、それから背中では胃兪、三焦兪、腎兪を非常に大事にしてきました。これはそのまま空間ですが、同時に、これらの穴所が上下における境界の部分を動かしていたというこ

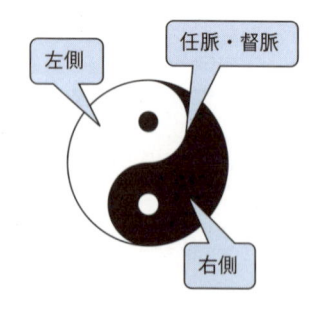

図-C　身体の左右は任脈・督脈が境界となって分かれる陰陽図

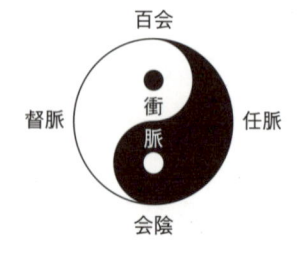

図-D　一元三岐の陰陽図

とです。おもしろいですね。

　左右を上下に置いたらこういう形になります(図-E)。だから奇経の流れというのは非常に重要で、特に任督衝、それから帯脈…これらは身体における左右上下を支配する境界を設定しているのです。

【ポイント】
　上下を仕切るのは帯脈、左右を仕切るのは任督衝です。

〔4〕左右の陰陽とはどういうものか

　『素問』の陰陽応象大論の中に「天地は万物の上下なり」、「左右は陰陽の道路なり」「天地者万物之上下也。」「左右者陰陽之道路也。」とあります。

　この左右上下と聞けば、空間を思い出すでしょう。そのとおりですね。空間論の中で重要な部分は、後天八卦です。後天八卦は、北に水があり、南に火があります。それから東に木があり、西に金があります。

　『素問』の万物の上下、左右の陰陽では、上下は北と南を意味します。左右の陰陽は東の木と西の金です。そして全体の気の動きとしては右回転です。ですから、南と北が上下を支配し、東と西、即ち左と右が左右のバランスをとっているのです。

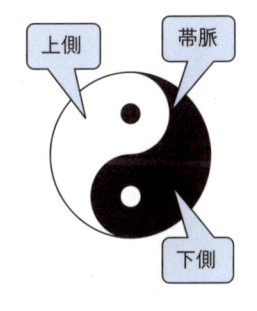

図-E　身体の上下は帯脈が境界となって分かれる陰陽図

もちろん空間ですから、そこには前後の問題もあります。しかし、この空間的な陰陽関係の中では上下と左右、なかんずくこの左右の問題が非常に大きな意味をもっています。
　何十年と鍼治療していても右と左を同じように鍼を打つ人がいますね。ともすると名人といわれる中国人の中にもいたりしますが、困ったものです。本当に鍼の打ち方を理解していたら必ず左右差が分かります。
　鍼を打つからにはよく観察してください。私のいうことが真実だということが分かるはずです。
　私は以前から、この左右の問題を取り上げています。だから「原穴診でも左右差をよく見つけなさい」とっています。お灸をして「右が熱い」「左が熱い」と、口癖のように交互にいう患者さんがいますが、これも非常に不安定な状態です。
　易の法則からこのような哲学にたどり着くのですが、同時にあらゆる事象を説明できるように自然界を観察して、これを臨床にまで使えるように昇華しているのです。
　お灸一つにも平衡の法則があります。この平衡の法則が効かなくなれば、やはり"逆"です。これは陰陽の異常な状態を示しています。即ち消長の法則によって平衡が保たれるのです。
　たとえば人が前へ歩く場合にこう右足、左足をこう、交互に使います。即ち陰陽、陰陽によって前に進んでいます。片足だけでは無理ですよね。このように必ず右、左、右、左へと物事が動く…これは非常に重要な平衡の法則です。
　こうしてみると、あらゆる事象は陰と陽が交互に動きながら、全体としてバランスをとっている。臨床における平衡の法則は、非常に大事です。

〔5〕消長の法則と治療の時期

　四季の移り変わりを思い浮かべてください。この自然の変化にみごとなまでに消長の法則が表れています。
　『素問』の陰陽応象大論にこういう文言があります。とても寒い時期に

寒冷の病を治すことは、夏に比べたら非常に難しくなる。

　それでは冬の寒い時は何が治しやすいかというと、陰陽消長の法則からすれば熱証のものです。熱証には実熱も虚熱もありますが、一応熱証のものは冬の寒い時期に治しやすくなります。

　陰虚内熱を起こしている糖尿病は冬の時期に大いに治して、夏場は平衡状態を保つようにします。

　以上が消長の法則を上手に活かした治療法です。治しにくい時期にはそれ以上症状が悪化しないように治療をします。

〔6〕「平衡の法則」における生理と病理

　「平衡の法則」は「消長の法則」を踏まえつつ、バランスをとる法則です。

　この「平衡の法則」には「生理的非平衡の法則」と「病理的非平衡の法則」があります。

　「生理的非平衡の法則」は「一時的にアンバランスになっているが、全体としてはこれでバランスがとれる」ということですから、平衡の法則に至るプロセスであると考えられます。

　この非平衡状態は必ず一定の修復能力をもっています。船の例を取り上げてきましたが、船は右左に揺れながら元に戻ろうとします。船が傾いた場合、ある限度までは自ら修復します。このとき一気にというわけではなく、必ず左から真ん中に戻るために右に一回傾いて、そして左右交互に何回も揺れながら戻っていく。これが自然の成り立ちです。

　ところが傾斜が一定限度を超えると、船が元に戻らずに転覆してしまいます。ヨットの場合、180度傾斜しても元に戻るようになっているといいますが、それは普通の船ではできないことです。

　このように、ものには限度があります。つまり、病理的に平衡の法則が働かない場合があります。そう、「病理的非平衡の法則」です。この左右の平衡が戻らない場合、太極陰陽論における「境界の法則」が働いてきます。よって「境界の法則」を利用して治療することが鉄則になります。

　しかし、この境界の法則を使っても戻らない場合があります。そんなと

きには、左右を整えながら真ん中を動かすという、最終的な手法を実行します。

　こういうケースは難病のなかに多くみられます。見学に来られた方はお分かりのように、私の病院では督脈上の穴と左右の兪穴にしっかりお灸をしてバランスをとっています。これは難病を治す場合、非常に重要な治療法で、最後の手段です。平衡の法則といっても、簡単（軽い）なアンバランスの場合には左右の調整のみで十分です。

　たとえば下痢が起こっているとしましょう。左の脾兪が非常に冷えて発汗して非常に虚している。その場合（脾虚による下痢や脾陽虚による下痢）、左の脾兪に鍼を一本打って戻します。おおむねこれで大丈夫ですが、それでも効果がない場合は督脈上を動かします。脊中に圧痛があれば、脊中を取穴する。それでもだめなら、境界と左右のバランスを同時にとる。脊中と両脾兪を使う。これは最後の治療法になります。

　これでも効果がないときは何をしても戻らないということになってしまう。最善を尽くしても戻らないということは、陰陽の運動が停止したとみなし、これはかなりの逆証です。このようにひとつの穴の動きを観察しても、陰陽がどの程度運動しているのかということが分かります。

　ここまで話してくると、「平衡の法則」が陰陽の諸運動の中で極めて重要な法則であることにお気づきになると思います。「どの程度平衡関係がとれるか」ということですね。

　ちょっと風邪をひいても元気な時ならほっといても治ります。平衡の法則が自然に働くからです。ところが風邪がこじれて治りにくくなると兪穴をはじめ各原穴の左右を整える。そうすると戻ります。ところがさらにこじれてくるとまた治らないようになってくる。こういう段階を全てここで、「平衡の法則」を使って説明したわけです。

〔臨床運用 ①〕

　平衡がうまく保たれていない場合は必ず右左のバランスがくずれます。皆さんがよく観察される原穴診にみられるように必ず左右差があります。

『傷寒論』では太陽病の場合、「脈浮、頭項強痛して悪寒す」とありますが、脈が浮かなくても頭項強痛がなくても外感表邪が入っているか否かは、「外関」を体表観察すれば分かります。

　「外関」を体表観察すれば必ず右左にアンバランスが起こる。そこに処置を加えると平衡の法則で右左が整うと同時に脈が必ず浮いてきます。逆に症状が出てきますが、悪化したわけではありません。

　「先生、鍼したら症状が出て悪化しました」という。鍼灸師のなかには本当は治しているのに妙な反省をするような人がいます。逆に症状が落ち着いたからといって治ったわけではないこともあります。こういうことをきちんと考える能力をもつことは鍼灸医学にとって極めて重要なことです。

〔臨床運用 ②〕

　平衡の法則は左右だけではなく上下にも働きます。

　『傷寒論』の厥陰病に、上熱下寒があります。『傷寒論』にはさまざまな解釈がありますが、その解釈が臨床に適するかどうかは別問題です。

　上熱下寒の上と下を遮る境界は帯脈です。この帯脈がうまく働きかけると上と下のバランスがとれやすくなります。どんなに下を温めても足が冷える症状がありますね。四逆散証のような足の冷えではなく、一般的には寒証で、しかも上にばかり熱が偏在するといった場合、上を冷やして下を温めるわけですが、それではなかなか戻らない例が多々あります。こういう場合、実は帯脈上に反応が出てくるのです。

　章門、帯脈、腎兪、三焦兪…これらは全て帯脈上の穴です。あるいは天枢に出るかもしれない。こういうことを利用して境界を動かすと、"今まで戻らなかった、傾きすぎた、傾いて動かなかった"という、陰陽が戻ってくるという法則性が働きます。

　このように一般的には左右上下の平衡の法則が働いて戻りますが、傾きっ放しで戻らない場合は、緊急事態が起きています。この場合、急性腹症や尿閉の場合にも、必ず督脈上に圧痛が出る。そして必ず左右の偏りがきつくなっています。それを戻すには左右の穴だけでは弱いから督脈上を

動かす。上熱下寒がきつくて戻らない場合は帯脈上の反応を診て、上下のバランスをとる方法しかありません。

〔7〕「消長の法則」「平衡の法則」は絶対法則

　「消長の法則」が働かなくなった場合は異常事態です。消長の法則は絶対法則です。「平衡の法則」も陽の諸運動法則の中の非常に重要な問題で、そういう意味では絶対法則です。

　部分法則とか相対法則ではなく、「対立の統一の法則」にみられるような陰陽の絶対法則です。

　経穴の反応でも、右に傾いていた反応が左に移ったり、左に傾いていた反応が右に変わるのは「平衡の法則」が正常に働いている証拠です。いくら治療しても左右の一方にばかり傾いている場合は治しにくい。

　空間の動きも然りです。右下に偏っていた反応が左上に移ったり、上下左右に動き回るほど戻しやすくなる。反応が一カ所に留まって動かない場合は大体難症が多いようです。

　「平衡の法則」「消長の法則」は、運動変化の中で存在するということです。右に行ったり、左に行ったりするのが本来の姿で正常なのです。そうでなくなった場合、治療も難しくなります。

5　「境界・消長・平衡の法則」から「転化の法則」へ

　臨床的にいうと、たとえば陰陽が小さくなって幅が狭まってくると、死期が近づいていることを意味します。

　その場合、陰陽が何とかバランスをとろうとして、めまぐるしく陰から陽へ、陽から陰へ転化していきます。

　『傷寒論』では、少陰病の末期が腎陽虚、陽虚の極みにいきます。舌を診ればよく分かりますが、その中に熱証に傾いたりとさまざまな症状が出

ています。しかし全体としては陽虚が進み、最終的には亡くなってしまいます。

　四逆湯あるいは通脈四逆湯からも分かるように、「戴陽」といって、残っている陽気が上へ傾くために舌が一時的に赤みを帯びたり、乾燥したりすることがあります。これは戻ってきたのではありません。

　全体としては陰の極みにいこうとしているけれども、部分的にバランスをとろうとして、残っている陽が抵抗している状態です。

　そういうことからよく考えてみますと、「平衡の法則」は臨床の順逆を指導するわけです。今まで私は一貫して「実践から理論へ」と述べてきました。この法則もそうですが、陰陽論はすでにして実践から理論ではなく、その理論を今度は実践の方に指導する物差しに使っていこうとしています。

　「東洋医学は陰陽だ」と言葉ではいいますが、その陰陽をきちんとまとめて発表した人は誰もいないのではないでしょうか。

6　「消長の法則」は「循環の法則」につながっている

　太極図はぐるぐる動く回転を表しています。また動くだけではなく、陰と陽が消長します。消長そのものが循環につながっているということです。

　こうしてみると今まで説いてきた「消長の法則」は、そのまま「循環の法則」とつながっていたことになります。この循環において非常に大事なことは、ひとつの円でつながっていて、ひとつの繰り返しをしているということです。

　自然における循環現象に、四季（春夏秋冬）があります。一日24時間の中でも朝昼晩が陽気と陰気に支配され、毎日循環します。人間の体にも同じような循環があります。このように「循環の法則」もひとつの絶対法則です。

陰は降るから下がってきます。陽は昇るから上へいくので右回転します（図-F）。このことは、人間の体においても非常に重要なことです。実はこの「消長の法則」と「循環の法則」によって、「花粉症」が簡単に治療できます。

　自然界のことをよく考えてみましょう。

　生きとし生けるものは冬場は死んだようになるけれども、少しずつ陽気が増してくると春です。春は必ず気が上へ上がります。だから草木は伸びるわけです。そうすると人間の気も上へ上がります。ある程度生理的に気が上がるのは正常です。

　ところがあくせくした生活が多い現代人は、身も心もすり減らしてしまう…。こうなると春の木気が異常に猛々しくなり、あらゆる気が非常に激しくなります。特に肝気の疏泄（特に皆さんがよくご存知の肝鬱）に問題を抱えている人に多くみられる症状です。

　肝気が鬱結すると火に転化（肝鬱化火）するといいます。肝鬱化火は気が上へ上っている証拠です。花粉症の人の顔はおおむね鼻の周辺が紅くなっていますね。肝気が水邪とかその他の濁気をもって気を上に上げます。それが鼻水、くしゃみ、鼻詰まりを起こします。

　症状の部位は顔の"前"です。実は"前"は、陽明にかかわる非常に重要な部分です。一方、"後ろ"は太陽です。

　肝気が"上"へ上がって、しかも"前"へ気がこもってくると、相対的に"後ろ"が弱ってきます。即ち、項の辺りが弱ってきます。そうすると

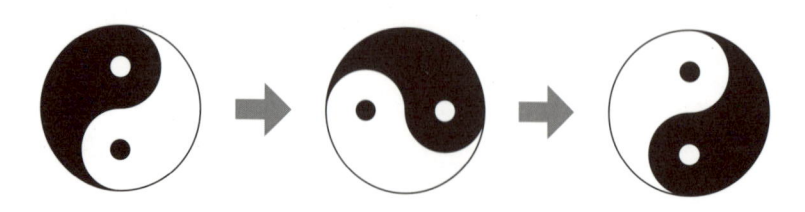

図-F　陽は上へ上り、陰は下へ下り、右回転していく

風寒の外邪を受けやすくなります。風寒の外邪を受けやすくなると、今度は"後ろの上"が冷えて、"前の上"が熱になります。陰陽の「消長関係」が起こるわけですね。

こうしてみると、ひとつは上下の陰陽関係ですし、ひとつは"上における前後"の陰陽関係が働いて、花粉症が発症しているということが分かります。これらを知っておくと、最初に述べたように花粉症の治療は簡単になってくるわけです。

下へ下りるべき気が上へ上がってしまう。要するに"地天泰"の反対の"天地否"の状態になっている……上がりっ放しで下りない。本来は、必要な陽気が上がって陰気が下がる"地天泰"でなければいけません。この"地天泰"ではじめて、陰陽の上下のバランスがとれます。

自然界において、木気が盛んになると私たちの体も影響を受けます。このとき人間の木気の方が速いテンポで、陽気が盛んになっていく場合があります。当然自然界も陽気を盛んにして木気を上へ上げるから、昇ること自体は正しいわけですが、人間の体のバランスがくずれているから、それを自然の状態へ戻す必要があります。

通常なかなか気が下りないという人の場合でも、気海へ長時間鍼やお灸をして気を下へ引き下げると、真っ赤になっていた顔が冷めて、ずいぶんと落ち着いてきます。このように戻すことが東洋医学の治療です。

ここで、「循環」は陰陽の消長によって起こるひとつの現象であり、それは「地天泰」でなければいけないということを確認しておきます。

太極図を上下逆さにして見てみましょう。陽が上にきて、陰が下にきた状態は「天地否」です（106頁・図-B 参照）。

ちなみにこの「地天泰」「天地否」ですが、通常の太極図は図-Bのように置きます。でもこれは天地が収まりすぎて動かないという卦です。即ち「天地否」です。これを「地天泰」にするには黒い部分を上、白い部分を下へと右回転させます。

だから太極の陰中の陽、陽中の陰は固定的なものではないと思います。太極の中の陰陽も動き、かつ陰中の陽、陽中の陰も動くということです。

極点が極まれば異極に移行（極点）する、そして循環しているということです。
　そういう観点からすれば人間の体もひとつの小宇宙ですから、陽が上がって、陽が極まると今度は陰に下りてこなければなりません。督脈も後から上がって、頭頂（百会）へ上がったらだんだん下へ下がってくる。そのときは陰の気をもってきます。
　気功では「百会まできたら今度は冷たいイメージをもて」といいますね。下腹部からだんだん温かくなるイメージでもって、尾閭を通して督脈を上へ上げていきます。人間の体を"上から下、下から上、内から外、外から内"へと、ひとつの対流として考えればよいというのです。
　「心腎不交」は"火水未済"に該当します。陽が上へいって陰が下へいく状態です。そのために交流ができません。必ず陽が下へ降りてこないといけません。降りてくれば"水火既済"になります。
　必ず陽気は下へ降りてきて、陰気は上に昇っていかないと陰陽の交流ができない…これがそのまま「循環、消長」につながっていきます。
　気功でよく「意識を丹田に置け」といいますね。陽気を下へ引きつけるためです。陽気を下へもっていくと自ずと陰気が上へ上がって陰陽のバランスがとれやすくなります。

　みなさんのなかにもおられると思いますが、春になってくると逆に足が冷える人がいます。なぜ、こういうことが起こるのでしょうか？
　自然界の陽気が高まってくる春だからこそ、足が温かくなってこないといけないのに逆に冷えてくる。これは陽気が上に上がりすぎるために陰気が下を支配してしまう"天地否"の状態です。この場合、足を温めて気を引き下げるようにするとバランスがとれるようになります。

　「循環の法則」を理解すると、病がどこにあるのかが分かります。たとえばインフルエンザは、深いところにある場合と浅いところにある場合では発熱する時間が違うのです。これは陰陽の気の動きを知ることによって、

それに合わせて病を診立てることができるということを表しています。

温病学では、深夜に高い熱が出て、昼間や夕方には何ともなく、また夜中に熱が出るという状態を、営血分の深いところに入ったとみなします。

草木も眠る丑三つ時には人間の気も非常に深いところに沈んでいきます。日中になるとそれが浅い位置まで浮いてくるわけです（これについては『霊枢』の営衛生会篇参照）。要するに気が浮いたり沈んだりするという、それだけのことですが、それもひとつの循環です。

循環は常に発展しつつ展開していきます。その発展のしかたは、第三章でも話しましたが、たとえば糸巻きみたいなものです。糸を巻いていくとだんだん分厚くなっていく。同じことを同じ場所で何度も繰り返していますが、違うのは厚みが出てくるということです。

これを東洋医学では「生長化収蔵」といいます。草花の一生について考えてみるとよいと思います。

「生」というのは発生、芽生えです（芽生えというのは良い言葉ですが、芽生えっ放しはあまりよくないです、芽生える時期がありますから…）。

まず芽生えがあって、草花は生長していきます。やがて双葉から本葉を出して花が咲き、実となります。そしてそれが大地に蔵まる。こういうひとつの繰り返し、これがひとつの循環ですね。同時に「生」の中に「生長化収蔵」がある、「長」の中にも「生長化収蔵」がある、「化」の中にも……全ての中にあります。

7　互根の法則

「互根の法則」は、兪穴や原穴の左右差の問題などあらゆるところに応用できます。また人間関係にも応用できます。

たとえば男性と女性が付き合う場合のことを考えてみましょう。男性が勝って女性が退く。女性が勝って男性が退く。これは一種の「消長の法則」

を通じて平衡を保っています。しかし一方が押しても相手が動かなくなったら、この関係がおしまいになってしまいます。退いた方を追っかけないようになったらこれもまた終わりを意味します。

　平衡の法則を知っていれば、こういう関係のときなんらかの駆け引きができるということになります。

　互根は陰と陽が助け合う関係です。八味丸の解析（80頁参照）をしました。八味丸は、六味丸に附子と桂枝を加えたものです。
　慢性的な腎陰虚や腎陽虚を起こした場合は、一方（陰のみあるいは陽のみ）を扶けるだけではなく相手の方（陽あるいは陰）も扶けていく。腎陽虚であれば腎陰を補いながら同時に腎陽を補っていく。これは「互根の法則」に基づいています。

〔1〕互根の法則は臨床においては部分法則である

　中医学では「女性は月経にて常々血を失う。同時にまた陰陽互根で気も失って気血両虚に陥りやすい」とありますが、これは絶対法則ではありません。
　月経によって気虚に至る場合もあるが、そうならない場合もかなり多いということから絶対法則とはいえません。部分法則です。
　「互根の法則」は一般法則ではなく特殊法則で、「消長の法則」に相反して慢性的に太極自体が小さくなってくる陰陽法則です。

〔2〕互根の法則が適用できるのはどういう時か

　「互根の法則」は、太極自体が小さくなっている場合、それも慢性化した一時期に有効性を発揮します。
　一方急性症で、太極も確かに小さくなっているけれども、まさに蝋燭の火が消えようとする危険な状態（『傷寒論』では、通脈四逆加猪胆汁湯の証）ではどう対処するのか。この場合、猪胆汁を少し入れて陰液を補いますが、全体としては陽気を激しく補っていきます。これによって「消長の法則」

と「平衡の法則」が最後まで効くのです。

　ところが「互根の法則」は慢性的に太極が小さくなっている場合に"一時的"に使います。盆栽の根を切る話をしましたが、一時的に「互根の法則」を逆利用した法則性です。

　命が燃え尽きようとしている場合には、必ず「消長の法則」「平衡の法則」を意識して使わなければいけません。これは『傷寒雑病論』をつぶさに読めば自ずとはっきりしてきます。

　ゆえに、陰陽ともに太極が小さくなっているという最後の段階で、"陰を補って陽も補って"という方法をとってはいけません。舌診学においても、亡くなっていく患者さんを診ていると、はっきり出てきます。

〔3〕「平衡・消長の法則」と「互根の法則」の決定的な違い

　繰り返しますように、「平衡・消長の法則」は結局、シーソー現象です。だから陰が勝っても陽が勝っても、死を間近にするような少陰病の場合、陽気を立ててやることがまず第一です。

　一方、「互根の法則」は、慢性的に太極陰陽が小さくなって陽気を補いたいのだけれども、実際は陰を補いながら陽気を立ててやると太極自体が広がって陰陽のバランスがとれやすくなるということです。

　たとえるならば、これも話してきましたが、「年寄りの法則」といえるのではないでしょうか。夫婦が年老いて仲良くなるのはなぜでしょう？永遠に愛し合っている場合もあるでしょうが、大方は違います。

　人間、体が弱くなってくると、お互いに助け合わないと生きていけなくなります。そういう、お互い寄り添わないと生きていけない「年寄りの法則」が「互根の法則」です。

【ポイント】
　① 平衡バランスは、後天易から出てくる「消長の法則」を通じて、あらゆるものに働くということ。
　②「平衡の法則」には生理的な問題と病理的な問題があり、多くは自然

のうちに平衡による修復をするが、どうしてもできない場合がある。その場合には左右や上下の陰陽を動かして治す。それでも治らない場合は「境界の法則」を使う。なお治らない場合は「境界の法則と陰陽の左右上下を直接動かす方法」をとる。

③「互根の法則」は最終段階に使う陰陽の法則ではなく、一時的、慢性的な、太極の弱ったものに使う。

第五章

人間救済の論理
〜老荘思想における
太極陰陽論〜

最終章では「老荘思想における太極陰陽論」として、人間救済の論理を展開していきます。なぜ、老荘思想における太極陰陽論が人間救済の論理になるのか？

　私は福永光司先生の書物から漢文学を学びました。師はわが国における道教研究者の第一人者です。師が著した『老子』『荘子』は、数ある老荘解釈の書のなかでも最高峰であると思っています。

　それでは、その福永先生の著書をもとにして、太極陰陽論の立場で老荘思想を解説していきましょう。

　21歳で開業した私は、26歳のとき「本当の鍼とは何か」と真剣に考えました。そして、「古代の中国思想を下敷きにする必要がある。思想のある鍼を打たなくてはいけない」ということに気づきました。

　当時私は、京都の仏教大学に学びの場を求めていました。そこでは初歩的なインド哲学も勉強し、西洋のベルクソン哲学にも私淑しました。

　西洋哲学と東洋哲学がどのようにかかわるのかということが常に意識の底にあったのです。ベルクソン哲学は東洋哲学に非常に近い考え方をしています。これから話をしていく過程でその内容も明らかになってくるかと思います。

　そして学んでいくなかで、「東洋思想があって鍼がある」「鍼の目的は本来病気を治すことだが、実はそれだけではなく人間救済の論理につながっている」ということに気づいたとき、まさに「これだっ！」と、本当に涙が出るほどうれしい気持ちになったのです。

1　哲学とはなんだろう？

　みなさんも一度は、"「哲学」とは何だろう"と考えてみたことがあるかと思いますが、そもそも"哲学"という言葉は、わが国の造語です。

　"哲学"という言葉は、明治時代初期に活躍した啓蒙思想家・哲学者の西周が考案した訳語です。彼は他にも、観念・概念・主観・客観・理性・

悟性・帰納法・演繹などの言葉も考案しています。

　もともと中国や日本には"哲学"という言葉がなかった。そのせいか「中国や日本には哲学はない」という、とんでもないことを言う人がいますが、古代の東洋思想こそ偉大な哲学中の哲学です。

　さて「哲学とは何か」を一言でいえば、「ものの見方・考え方の根本の根本を探る」ということだと思います。

　"西洋医学"の根本を成すのは「生命とは何か。その生命は物理学的あるいは化学的に追求できる」ということです。しかし物理学的・化学的に追求することが（果たして正しいかどうかということは別にして）、西洋医学の哲学を解こうとしていることになります。

　同様に「東洋医学は気と陰陽から成る哲学である」とするならば、それを理解しないままに鍼や灸をすることは東洋医学ではない、ということになります。言ってみれば「根っこのない枝葉」です。

　日常的に私たちが使っている常識、この"常識とは何か"を考えてみましょう。

　最近のホテルは、風呂・洗面所・トイレが一体になっている造りが多くみられます。20世紀後半までは日本になかった常識ですね。

　顔を洗ったりするところと不浄なトイレをいっしょにするなんてとんでもない発想だった。洗面所とトイレをいっしょにする発想は、もともと日本や中国にはありません。

　しかしこれは極めて西洋的な常識です。日本人はそういう常識を平気で変えていきます。そして常識というのは、地域・時代によって変わるということです。

　（こういうこと言うとまた女性に叱られるかもしれませんが）ある知事が「ババアは世の中の罪悪だ」と発言して物議をかもしたことがありましたね。この知事の発言は暴言といわれても仕方ないにしても、ついこの間まで確かにわが国は男社会でした。しかし時代とともに、社会のあり方もずいぶんと変わってきました。

　現在では女性が上へ回っている。男性が下りてきたのではなく女性が上

に上がってきた。こうなると、今まで男たちが「こうだ」と言っていた常識が通じなくなってしまった。

そうすると、地域的にも常識は通じないし、時代的にも常識は変わっていく。「キミ、これ常識や」なんて決めつけていますが、その常識が最も頼りないものになってしまう。

そういうことをひとつひとつ考えていくことが、哲学の分野です。私自身、今でもこつこつと独学しています。

哲学は「本体論」と「認識論」の二つに、大きく分けられます。

本体論は、「世の中の根本の根本は一体何だろう」「宇宙や世の中は一体どのように成っているのだろう」と追求することです。

西洋医学では物理学的・化学的に人間の身体をみる機械論という立場をとります。一方、東洋医学では生気論で、これを"気と陰陽"とみなします。これも一つの本体論です。

では、気や陰陽はどのようにして語ることができるのか。どうしたら認識できるのか。あるいは認識することができないのか(これを不可知論といいます)。人間には限界があってそんなことはできないというのも「認識論」です。

分かるか分からないか、そういうことを考えるのも認識論です。

この認識論にもいろいろあります。論理的にひとつずつロジックで考える認識もあれば、直観という方法もある。

「彼は僕のことを考えてるなぁ、また僕のこと考えてるなぁ」と直観で分かる。それもひとつの認識です。

ベルクソンという偉大な哲学者は、「あらゆる哲学の根本には直観というものがある」「直観があってあらゆる哲学認識が起こる」という考え方をします。

直観というとみなさん、ちょっと軽い感じになりますよね。しかし、ロジックでものが全て分かるという発想も、本当はおこがましい。

とにもかくにも"哲学とは根本の根本を考えることだ"ということを分かっていただけたかと思います。

2　古代中国思想における老荘哲学

　古代中国思想というのは、だいたい春秋戦国時代、2500年前に誕生しています。戦争に明け暮れていた世相を反映して、諸子百家・百家争鳴・百家繚乱などさまざまな考え方が生まれました。当時の農民たちは虐げられ、ろくに飯を食うこともできなく貧しかった。あげくの果ては戦争に追われていました。人々は口々に"どうしたら救われるだろうか、この世の中はいったい治まるのか"と案じるばかりです。

　そんなとき「諸子百家」の人たちが「この世の中をなんとかしよう、そういう不幸な中でも安心につなげていけないか」ということを追求しました。彼らは立身出世と人々の救済のために立ち上がったのです。まず自分の身を立てて天下を取ってやろう、そして素晴らしい政治を施行して世の中をよくしようと考えました。

　百家争鳴とは、そういう百家が「俺はこういう正しいことを言っている」「いや、私の考えはこうなんだ」と主張しあう…まさに"百家争鳴"。

　日本鍼灸界にも百家争鳴があるかもしれません（笑）。「あそこは何の論理性もない。でもこの人たちはちゃんとした論理をもっている。自分なりの筋をもっている」。そういう意味の百家争鳴です。

　それからもうひとつは人々の救済です。これは単に生活ができるというだけではなく「こういう不幸な中にも、人間、生きてて良かったよ」ということを教える人たち。ある種、宗教的なことも踏まえます。

　この時代はそのような人たちで満ちあふれていました。

　そのなかには儒家（孔子・孟子）がいました。

　それから道家（老子、荘子）がいました。

　これから話す老子は、道家の大家中の大家です。"人間だからちょっとは海千山千しても、それを乗り越えて世を見捨てるなかれ"という世界観が大事だと思いますが、老子はそういう思想をもった大家です。

　それから墨家。墨家は兼愛主義といって、人と人との交わりはどうした

ら良いのかということを教えた人たちです。

　それから法家。皆さんがよく知っている韓非子です。

　それから名家・兵家。孫子の兵法を中心とした、孫子・呉子・尉繚子（うつりょうし）・六韜（りくとう）・三略など兵家の考え方があります。どうしたら敵を倒すことができるのか。その中では"兵は詭道なり"とまず最初に人を欺くことから始まる"という。つまり、勝つために相手を騙す。ただし自分も人間だから騙される、だから騙しっこ。それが兵家の考え方です。

　それから縦横家。陰陽を中心に、どうすればこの本体、世の中の本体が判るかということを教えていますが、そういう陰陽を研究していく人たちのことです。

　以上のようにさまざまな世直しの考え方の中に、老子・荘子の哲学もあるのです。

3　儒家と道家の相対する主張

　諸子百家には儒家と道家の、二つの頂点がありました。それらは相対する主張をしています。

　儒家は「修身・治国・平天下」を目標にしています。自らを聖人君子のような立派な人間になるように修練し、やがて国を治め、天下を平らげると教えます。

　しかしよくよく考えてみると、ここでいう身を修める"修身"は、実は天下を取ろうとするための修身です。道徳とか「ああせい」とか格好良いことをいいますが、それは全て天下を取らんがためにいっている。

　私にはこの発想が非常に気になります。政治家がモラルについてあれこれ言ったときは、必ず堕落していきます。

　儒家の説く「修身・治国・平天下」の結論は、この国の天下を平らげるところにある。まさしく政治性です。

　福永先生は儒家のことを「人間における確信と期待。陽の当たる丘」と

いって、人間はちゃんと努力すればこうなるんだという、ポジティブな点を強調します。そして「徹底した外向性・政治性を目標とするのだ」と解釈しています。

一方、道家は「無為自然」「我無為にして民おのずから化す」と説きます。

老子がいう無為は、計らいを捨てることです。「何もしないから、ああ無為だ、他力本願だ」という人がいますが、それではあまりに短絡的です。

老子の基本的な考え方は「人間の愚かな計らいをとり去るところに無為が現れる。そして自然の理法が現れる」ということです。

だから、私は何もしないけれども、庶民たちは自ずから正しい道を歩む。誰かから命令されるのではなく自ずから、無為自然の道を歩むと、みんなもそういう道を自ずと行きますよという。

これを自然という。自ずから然らしむ。そこには人間における期待と確信に対して、人間の無力さ・儚さに対する凝視があります。陽の当たる丘に対する暗い谷間がある。

このように儒家と道家では、全く逆の考え方をしています。

しかし、人間の無力さ・儚さなどを考えていたら、政治などとてもできません。では、道家の思想になぜ、人間の無力さや儚さに対する凝視があるのかというと、虐げられたり政争の犠牲になったりする人たちの立場になって考えられた哲学だからです。陽の当たる丘ではなく、暗い谷間でジーッと耐え忍ぶ哲学です。そこには、徹底した内向性・反政治性があります。儒家とは真反対、まるで陰と陽です。

スケールの大きい中国人というのは、異なる考え方を自由自在に使い分けることができます。たとえば「ごっつい金儲けした男がいた。そしたら、儒教、修身・治国・平天下だと。ところがやがて運悪く、どん底に落ちちゃった。そしたら今度は、もう金儲けはやめて無為自然の老子の思想でいくのだ」と使い分けます。

ところが日本人はそうではありません。"「帝国人民は～」とやっていたかと思ったら、すぐマッカーサーが神様だ"と切り替えてしまう。実に日本人のもつ"切り替え"の発想はみごとなものです。

中国人は右でも左でも使い分ければよいという"使い分け"の発想をします。右でないなら左、左でないなら右…というのが日本人の発想です。

4　老子

儒家は政治精神、道家は政治よりも自らの内面を掘り下げていく。本当の意味での人々の幸せ・心の安寧を哲学するのが老子の考え方です。

「道の道とすべきは常の道に非ず。名の名づくべきは常の名には非ず。名なし天地の始めには、名あるは万物の母なり」

この文言には非常に重要な、深い意味があります。こういう世界観から鍼をしているから"深い鍼"ができます。このことをやはり分かって欲しいと思います。

　老子の書物は道徳経とも呼ばれます。『素問』『霊枢』はそれぞれ81篇から成り立っています。『難経』も81です。『老子』も81篇です。老子の書物が『素問・霊枢』と同系統の書物であることの、ひとつの指標です。
　道徳経の道徳とはいかなるものか。現在私たちが知っている道徳や倫理とは全く内容が違います。ここでいう「道」は中国語の"タオ"です。英語ではタオイズムです。
　このタオは、全ての根本、形なき形・声なき声をいいます。この概念は実はわが国が誇る哲学者・西田幾多郎先生が『働くものから見るものへ』という論文の中で表した言葉です。
　「形なき形・声なき声」は、西田哲学の真骨頂ともいえるであろう「無の論理」や「場所の論理」のことです。このことは東洋哲学の根本ではないかともいっています。
　根本は道を表明する言葉です。形なき形・声なき声…それが道である。

では「徳」とは何か。徳は、"物を得る"ということを意味します。道の考え方が身につかなければ「徳」を得ることはできない。だから、形なきものの形を見、声なき声を聴く。つまり、道に叶う処世、これが老子の根本的な考え方です。「道」と「徳」です。

この考え方を二文字で表せば、「道徳」です。老子の書物が道徳経といわれる所以です。"道のあり方を己の身につけられるかどうか"ということが老子の基本的な考え方です。

5　道の思想

この「道」がどういうものなのかを詳しく説明しましょう。

「道は、言葉もなく、名もなく、あらゆる秩序・明晰なるものを拒んで、暗く幽かに静まりかえる非合理な存在」

この文言は『弁釈鍼道秘訣集』の中にも何遍か出てきます。私はこれを非論理・非合理という概念で捉えています。非合理なる世界。

この現象の世界というものは、「暗く定かならぬ混沌の中から生じ、やがて混沌の中に帰っていく」という。

さらに老子は道を説明するのに「玄之又玄」といいます。この「玄之又玄」は、万物を生成する不可思議な働きを形容する言葉です。

"玄"という文字は、漢の時代の許慎が、中国最古の漢漢辞典といわれる『説文解字』の中で著したとされています。

漢字学・文字学を勉強する際はこの説文解字をまず基本に置きます。『説文解字』は楷書以降の辞典で、それまでは甲骨文字で、金の時代までについての解説は一切ありません。この当時まだ発見されていなかったのです。

それについて詳しく解説されたのが立命館大学の故白川静先生で、甲骨文、それから金文字まで遡って、文字の意味を説明しています。

この『説文解字』によると"玄"は「何度も染められて真っ黒になる一歩手前の色。わずかに赤みを帯びた黒い色をいう」とあります。複雑な表現ですが、無限の多様性を秘めた墨の色一色ということです。
　墨にも五色あると聞いたことがありませんか。12色・24色全部を少しずつ塗っていくと、黒い色になっていきます。だから黒というのは見方によれば、淡い色の集合であるといえます。
　これは老子哲学の道における多様性の一元性、無限の多様性を説明する概念と同じです。無限の多様性には「人生における風説に耐え、老成していく」という意味がある。だから中国では、さまざまなことを体験した非常に優れた人を意味するときに、老子という言葉を使います。「あらゆるものを無限に包括する一元性」が"玄"です。

　「人間が成すどのような言葉や栄光も、またどのような文明も栄華も、いつかは崩れ去る。よって、崩れながら崩れない生き方を求める。」

　これは「屈折の論理」です。"崩れながら崩れない"という考え方をします。言ってみれば、自らの生まれ育ててくれた根源に根を置くことによって、たとえ肉体は滅びても生命は崩れない…という心の安住を求めていくのです。
　このことを別の視点から説明しますと、キリスト教の『聖書』の中のヨハネ伝で「初めに言葉ありき。言葉は神と共にありき。言葉は神なりき」とあります。これを言い換えると、「初めに言葉ありきの言葉は光である。言葉は神と共にあり、秩序の原理である」。"言葉は神なりき"とは、明晰なるものの象徴です。
　このようにキリスト教も非常に優れたことを諭していますが、ここでいう老子の考え方とは極めて異なる意味をもちます。どういうことかといえば、光・明るさがある言葉には人間の智恵みたいなものを彷彿とさせますが、一方、老子はそのようなものを全て否定します。「人間の計らいを捨ててその根源の道に目を向けなさい」と説く。

もう一つ、老子の説く言葉に興味深いものがあります。ご存知の方もいらっしゃるかと思います。

「大道廃れて仁義あり。智恵出て大偽あり。」

　道が荒廃してくると、「こうしないといけませんよ、ああしないといけませんよ！」という。人は愛すべき者に対して、このように仁義を説きます。
　しかしそれは大体、大道が霞んできたからいうのであって、人間の智恵という意味で大偽である。人間の賢しらな智恵がどんどん進むと、大偽、大嘘つきになる。どうしたら人より上に行けるか、どうしたら人より上手いことがいえるか、そういうことばかりに考えを巡らす。
　このような人間の計らいや智恵によって成り立つ文化文明に対して、大いなる警鐘を呈したのが、まさしく老子なのです。今までの思想家とちょっと違います。

　次に道の思想を①～⑩に分けて説明しましょう。

① 道は"無"を主張する

　無とは何か？　無為自然の"無"です。無とは無限のことです。全く無いという意味ではなく、むしろ「限りなく有る」という。有というのは有限です。だから有よりも無の方が大きい。<u>無というのは実は無限大という意味です。</u>
　無は無限であり、相対する有は有限である。人は有限であり、無限にその根拠をもつ。形なき形・声なき声の大本が、発しているという。
　ゆえに、人は有限の根拠に立つことによって、大いなる礎と救い・心の安寧を得ることができるのです。

「蓮風先生、そんな生き方、本当にできるの？」と思うでしょう……。
　うーん、できません。さらさらできませんね。できないということだけ

はわかっています。しかし人々の心の安寧というのは、こういうところからもたらされるのだろうと思います。

なぜなら、私たちは有限です。無限から発してくるのは有限です。だから愚かな行動をしたり、ちょっとでも格好良いことをしたり、人の上に行こうともします。これはすでに有限の世界です。しかしその根本的な考えは、無限の世界から発せられている。

その無限の部分に目を凝らし、形なき形を見、声なき声に耳を澄ますときに、我々はどんな存在なんだろう…と少なくとも自ずと反省の色は出てくるはずです。

道というものを意識して常に生きるならば、それはそれで立派だと思います。でもまた愚かなことをするでしょう、ちょっとでも格好良いことをしようとするでしょう。それはそれでかまわないのです。

それも認めたうえで、老子は我々のためにちゃんと「いいよ」「そんなに心配しなくてもいいよ、阿呆でもいいんだよ、そんなに賢くなくてもいいんだよ」といっています。

「道の道とすべきは常の道に非ず。名の名づくべきは常の名に非ず。名なし天地の始めには……」。

この章の136頁でも非常に大事な文言として取り上げましたが、ここでもう一度話を展開します。これはどういうことかというと、世間一般の学者がいろいろに定義しているように、これが道だとしうる道は、恒常不変の道ではない。即ち絶対かつ根源的な真理ではない。

真理とは、いわゆる"道とせざる道"であり、人間の言質では捉えることができない。「これが真理だ！」というとその瞬間にもう真理ではなくなる。人間の概念とか名前をつけるとか、そういういことができないものが本当の存在なのです。

これは哲学を少しでも学んでいるとよく分かりますが、人間の"ことば"で捉えない。だから、道の道とすべきは常の道ではないという。

ここで、夢枕獏の『陰陽師』を引用してみます。

安倍晴明が友人源博雅に「世の中で一番短い呪は何か」と問う。

源博雅が答えられずにいると、晴明は「それは名前だ。なぜならば名前は人を縛るからだ」という。

"何かに縛りつけるのが「呪」で、人を縛りつける名前という概念こそ「呪」なり"という話が出てきます。

「名前をつけてやったよ」というのは、もう縛っているわけです。「僕の恋人はきみだ」というのも人を縛ることです。

夢枕獏は「本当の真実というものは名前ではない。名前というものはすでにして何かを限定するものだ」と、かなり哲学的な話をしています。

まさしく老子を敷衍する考え方がここにあるのではないかと、私は思っています。

② 道は形なき形で形而上のこと

道は人間の目では捉えることができないものです。

③ 道は根本的一なるもの

人間という有限な世界は形而下にありますが、形而下の有形な世界から形而上の無形の世界を意識しているというのが老子の考え方です。だから根源的一です。太極は二つも三つもありません。根本的一なるものです。

④ 道は永遠に満つることのないもの

道は無限大です。

⑤ 道は限りなく疲れを知らないもの

道は無限大のエネルギーをもっています。

⑥ 道は万物を生み出すこの世界の母

無限大のエネルギーをもつ道は天地を生み出す。

⑦ 道は大いなるもの

やはりこれも道は無限大ということを意味します。

⑧ 道はあるがままのもの

自ら然しむる。

⑨ 道は無為である

　道は人間のような欲望や知識をもっていない。過剰な欲望や文化文明を否定します。文化文明をもつのは良いけれども、それで全てのものを解決できると思ってはいけない。人間が思い上がって人を支配するのは、すでにして道から大いに外れているという。

　有限で形のあるものの中で無限の世界に目を向けたとき、人はどう生きなければならないのか、そこには反省しかありません。

　人は常に間違いをおかすでしょう、賢しらな智恵で人を強引に縛るでしょう…そういうことを反省しなさいというのです。

⑩ 道は無為にして無不為

　為すなくして為さざるはなし。

　「計らいを捨てて本来の道の精神と一体になるとあらゆることができる」という。

　ロシアの文豪トルストイが「人間は為すことによって幸せになるのではなく、つまらないはかりごとによってできた『為すこと』をやめることだ」といっています。

　人間のするようなことは何ひとつしなくて、しかも人間に及びもつかない偉大な仕事を自ずからにしてやってのけるもの、それが道です。

　こうしてみると、老子の考えの根本には、やはり虐げられたものの谷間の暗闇から、即ち農民・庶民の立場に立っているということが分かります。そこには必然的に、自然に対する畏敬の念があります。

密林の聖者シュバイツァー博士は「生命の畏敬」といっています。老子同様の自然に対する畏敬です。
　自然とともに暮らす農民を思い浮かべてください。人間がどうこういったところで、結局、台風ひとつきたら農作物はやられてしまいます。いくら水が欲しいといっても、自然の恵みである雨が降らなかったらどうにもなりません。
　大いなる力に支えられながら、あるいはそれを土台にしてようやく、人間のもつ計らいというものが生きてくるという考え方をするのです。
　最初に述べた「崩れながら崩れない」ということはそういうことではないでしょうか。

6　太極陰陽論からみた老子の世界

『太極　→　陰陽　→　両儀　→　四象　→　八卦』
　太極から陰陽、両儀、四象、八卦となり、八卦の中のひとつが人間です。
　老子が着目したのは陰陽発生以前の陰陽未分の世界です。
　人の世は陰陽分化後をいいます。陰陽分化後の人は大いなる根源に目を覚まし、大本に身を委ねることによって安心を得られる、真なる幸せが招来できるとする。だから、限界をもちつつ限界を超える。力がないままに絶対的な力をもつ。暗闇がそのまま明るさにつながる。
　こういう思想からいっても、人間は一番偉い動物です。牛や豚が人間に食われるために存在するというのは、人間からみた論理です。彼らは追いかけまわすと逃げますよね。「ハイどうぞ、食べて」なんて寄ってきません。人間に食われるために存在するというのは、まさに人間の思い上がりです。
　生きとし生けるものは全て、太極から八卦に至る。人もその中の一存在です。
　生きていくということは、太極という広くて大いなるものに支えられ、太極から生じ、太極へ戻っていく過程です。

人間は計らいによってさまざまな文化を生み、それなりの幸せも手に入れました。
　しかしそれを絶対的に考え、エスカレートさせた結果、人類は地球を破壊し、人心を乱し、数多くの過ちをしている。
　それに対する反省はどうしても、大本の大本に戻らなければできません。そこに立ち返ろうというのが老子の哲学の根本です。
　陰陽分化の形で陰陽未分化の形に回帰する。
　そもそも伏羲の思想はそういう老子の考え方の一面でもあるのです。
　老子は「反者道之動也」という。道という働きのひとつに元に戻るという働きがある。
　伏羲の思想にはふたとおりあります。一つは本来的なものへ戻ろうという考え方です。もう一つは、昔の時代は良かった、今は堕落したという、一種の尚古主義ですね。古を尊ぶ主義。
　お年寄りがよく「今の若いもんはね……、わしらの時代は良かった」と言います。これを言い出すともうほんとうに年寄りです(笑)。
　『素問』に「上古、昔の人は理想社会にいたから、ほとんど病気もしなかった。今の世の中は食をはじめとする日常生活が乱れ、鍼やお灸をしたり薬がないと病気が治らない」という文言が出てきます。まさに、老子の尚古主義です。
　このように伏羲の思想というのは、老子における重要な概念のひとつです。旧思想に戻ろう、元へ戻ろうという考え方。陰陽分化の形で陰陽未分化の形へ回帰する。即ち、陰陽分化の形、無形のもの。
　人間でいうと肉体が衰えるのは当り前で、これは仕方のないことですが、こころだけはいつでも若く、生まれたままのこころやもうひとつ前のこころに戻る可能性があるのです。
　いろいろな色に染められている白い布を元の白に戻そうというのが老子の考え方です。それは"肉体を超えて、無形のものがそれを為す"という。結果的に過剰な欲望と知識は否定され、智恵があれば良いというものでもない…問題はそれの使い方だというのです。

7　道に生きる

　この問題に入る前に、近代の西洋哲学者・デカルトを論じます。
　"デカンショ"というと、デカルト、カント、ショーペンハウエルです。
　デカルトは完璧な論理、ロゴスの世界を構築しました。有名な「我思うゆえに我あり」の文言があり、これが出発点です。言い換えれば、「我思うゆえに我間違えり」ともいえます。
　シャンピエールというフランスの学者が、科学がどれだけ失敗してきたのかと、近代科学における過ちを全部追求しています。もっとも、偉大な科学者というのは過ちを乗り越えてすばらしい発見をしています。このように「我思うゆえに我間違えあり」もひとつの真実です。
　デカルトの証明法は非常に論理的です。「私が思う」ということも、自分が思わなくても、悪魔が「おまえはこうだと思いなさい」と他動的に囁いてくるかもしれない。しかし私がいなければ、悪魔はそうすることができない。結果、さまざまな条件の下で否定されるものもあるかもしれないが、少なくとも主体としての私はある、ということを証明しました。これはロジックです。
　東洋医学に携わっているにもかかわらず弁証論治ができない人は、このロジックができません。ああだからこうだ、こうだからああだという三段論法ができないのです。そういう意味で、数学をもっと勉強する必要があると思います。
　しかしここで私が強調したいのは、このロジックこそが問題であるという老子の考え方です。
　「道に生きる」とは、人の計らいは「道の混沌」に崩れることを前提に崩れない生き方をする。崩れながら崩れない。これは非常に屈折しています。先ほどからいうように、谷間に佇む虐げられた農民たちの想いが込められています。それでも生きていくためにどうするのか。
　たとえ他者によって虐げられた生活を強いられても、自分たちの生きて

いることに確信をもたないといけない。そうしないと人間は生きていけない。そこには崩れることを前提に崩れない自分があり、非常に粘り強い生き方があるという。

　今の若者に最も不足しているのは何かというと、私は今言った粘り強さだと思います。本当に正しいと思うならば、それにまっしぐらに向かっていけばよい。人間が生きているということは、執着をもつことです。

　私も空間論、尺膚診、胃の気の脈診を編み出していく中で、大変な努力をしました。さまざまな書物で学び、臨床し、さらに深いところに何かあるぞと直観したからこそ挫折せずにここまでこれました。夢でみたことも忘れないように書きとめておくこともありました。そのような粘り強さがひとつずつ物事を成していくと確信しています。

　道はそのような粘り強さをもっています。その道に憧れをもって一切を委ねる。だから崩れながら崩れない。そういう世界に入っていくのです。形あるものが崩れることに気づくから、形あるものに囚われない。

　もっぱら綺麗なものは綺麗です。美しい女性を見れば美しいと思います。でもそれに囚われすぎるとよその綺麗さが見えなくなってしまう。

　宝石は美しく価値もある。しかしそれは絶対かといえば絶対ではない。ご存知のようにダイヤモンドも実は炭素の塊です。一定の条件では炭になるだけですが綺麗です。美しい女も元をただせば骸骨だと思って見ることはしません。ただ美しいものを美しいと見る。しかしそこには形あるものの限界がある。彼女がいくら美しくても永遠ではないということを知っておくことです。陰陽を超えたものを表すために、逆説的表現として陰をシンボルにするのです。

　臓腑学説を学んだ人は覚えていると思います。
　『素問・玉機真蔵論』に「帝曰．夫子言脾爲孤藏．中央土．以灌四傍．」『霊枢・本輸篇』に「三焦者．中涜之府也．水道出焉．屬膀胱．是孤之府也．」とあります。

　脾の臓は孤の臓、三焦は孤の腑です。孤というのはみなしごです。老子の哲学においては一番低いところに降りたものが最も価値がある。馬鹿だ

といえば賢いということです。逆に偉いといえば馬鹿だということです。こういう逆説的表現をするのが特徴的です。そこにおけるしたたかさは、水や女性にみることができます。

　水は、方円の器に従って水の性質を変えない。女性は一見やさしそうにみえますが、実は男を動かします。特に今の女性はすごいですね。気をつけてくださいよ(笑)。この女性の強靭さは何かというと、受け身の形を取りながら実は能動的になっていくことです。非常に逆説的です。

　老子の考え方は「水はいつでも低いところに向かいます。高いところにはいかない。必ず高から低に流れる。そのことによって自らの性質を変えることはない。女性はあらゆる受動性を見せるなかに、実は能動性をもっている。水は方円の器に従って自らを変えず。受け身でありながらしぶとい能動性をもつ」ということでしょう。

　戦争で虐げられ村を追われた農民たちは、着の身着のままでも飢えをしのいで生きていこうとします。しかし高貴な人たちはいざとなったとき、そういうことができません。しぶとさをもつことが本来の人間であり、道のあり方です。

　低いところにある、汚いものを着ている、粗末なものを食べるからといって、否定されるものではありません。むしろ逆にそういう生活に耐えられる人々が最後まで生き残っていけるのです。

　よって、五臓六腑の中でいう孤の臓である脾と孤の腑である三焦は格別です。即ち低いもの、下品なもの、これらは全て最高だとする。『素問』『霊枢』にはそのような概念がたくさん出てきます。

　絶対的自己を保持するためにあらゆる柔軟性をもつ。頑固一徹というのは一見強そうですが、本当はもろいものです。

　「どうしてくれてもいいですよ」といいつつも自分を変えないというのは、水・女性の働きです。そして道の働きです。

　お酒の名前に「上善如水」というのがあります。この酒は非常においしい。水みたいにさらっとしている。ところがやはりお酒だから、こっとり酔う。この「上善水の如し」、実は老子から引用した言葉です。

老子的な聖人の無為自然を"上善"といいます。この場合は妙にへりくだりません。通常はへりくだるけれども、この上善、本当のものはこれだぞと言ったときには上善という。

　ではなぜ上善は水の如しかというと、水は必ず低いところに流れます。いってみれば人が嫌がるところにいく。だから老子のいう聖人は上に上がるのではなく、下に下がるものなのです。

　八卦でありましたね、"地天泰"。上のものが下に下りてくる。下のものが上に上がったら駄目です、下剋上になります。

　この地天泰は、上の者が位置を下げて、「みなさんといっしょに話をするぞ」という世界を意味します。決して下のものが上に上がったわけではない。それは"天地否"といって、否定されるべきことです。だから聖人といわれるような人たちは必ず下に下がって、人々とコミュニケーションをする。そうしてこそ人の社会が安定し、安泰になります。

　謙虚な気持ちでいつでも人の話を聞くようにする。愚かな者に限って自分の考えに固執します。「上善水の如し」とは、必ず自分の位置を低くして謙虚に人の意見に耳を傾ける、そういうことをいうのです。

8　足ることを知る

　みなさん、荘子をご存知のことと思います。

　その荘子は「不争の徳」といっています。これは文字通り、争わないということです。人と争わない。ブッシュ大統領時代のアメリカは、争いたくて仕方ない、証拠がなければ無理に証拠をつくってでも争おうとしました。思うに、あれは非常に不吉な世界です。

　話が横にそれましたが、この不争に関するおもしろい話があります。

　キリスト教では「人と争うな」「汝右の頬を打たらば左の頬を差し出せ」といいます。実験した人がいたらしいです、やっぱり痛かったって(笑)。

　このキリスト教的な思想は「神の愛と智恵」に基づいています。一方、

老子的な思想は、非情な、情のない、情にあらざる、無為自然の世界から生じています。このように比較すると、キリスト教的な思想は老子の思想より人間臭さが残っている世界だといえます。

　私が言いたいことは、キリスト教が悪くて老子が良いということではありません。人間臭さがキリスト教的なものにはあると指摘しているのであって、老子的なものはそういった一切の人間臭さ、計らいといったものを捨てたところにあるということです。

　キリスト教にも似たような解釈があります。愛にはふたとおりあって、「アガペーの愛」と「エロスの愛」です。エロスの愛は人間の愛だから小さい。だから争いをするであろう。アガペーの愛は神様の愛だから大きい。

　しかし、この愛という概念を使う限り、それは人間のレベルにあるわけです。老子の哲学とは違います。

　それから、老子には知足の哲学があります。「足ることを知る」「我知足」。我足るを知るというということです。

　『素問』の上古天真論に以下の一節があります。

　　「夫上古聖人之教下也。……恬惔虚無．真気従之．精神内守、病安従来．　　……故美其食、任其服、楽其俗、高下不相慕、其民故曰朴．」

　「夫上古聖人之教下也」は"それ上古の聖人、下を教うるや、下々の者に教えを下さるや"。上古の聖人とは老子的な聖人です。

　「恬惔虚無．真気従之．精神内守、病安従来．」は"恬惔虚無なれば神気これに従い、精神内に守らば病いずくんぞ従い来たらん"。

　人たるもの、こころと身体を天の理法に従ってしっかりと守っていれば、どうして病が起こり得ることがあろうか…絶対に病は起こらない、ということです。これは当然、道の道理を体得した者のあり方にほかなりません。

　「恬惔虚無」は、実は老子の言葉そのままです。こころがさっぱりとし

てわだかまりがない。そうすると、大事な神気(生命力といっていいかと思います)がこれに従います。ここでいう「精神」は、こころと身体と考えてよいでしょう。

「……故美其食、任其服、楽其俗、高下不相慕、其民故曰朴．」は〝もとよりその食をうましとし、その服を任じ、高下相従わす、ゆえにその民を朴という〟。

今あなたがたが食しているものを、いつでも美味しいと思いなさいよ。今与えられている環境を〝あぁけっこうですなぁ〟と喜びなさいよ。あいつは上だからとか、あいつはええカッコだからうらやましいとか、そういうことに執着しない。そういう立派な旅人を素朴の朴というのだよ。

『素問』というタイトルは素晴らしい。『素問』の〝素〟は、〝素朴〟の〝素〟です。老子の考え方がそのまま出ている。本来の素朴な姿の人間を見つめましょうという書物、それが『素問』です。

この『素問』の中に、「人の生きるや柔弱、その死するは堅強なり、万物草木の生きるや柔脆、死するや枯槁。故に堅強なるは死の徒、柔弱なるは生の徒。強大下におり、柔弱は上におる」とありますが、これこそ拙著『胃の気の脈診』の中で使った言葉です。

けだし考えてみましょう。自然の中にある天地の理法からなる我々の身体、命やありようは、もともと胃の気でいっぱいです。それが脈に現れた場合、弱もって滑の柔弱な姿です。基本的に堅いのはいけません。

これに着目し、私が臨床をする中で上梓したのが『胃の気の脈診』です。これはすばらしい着想・思想だと思いませんか。人の生きている姿は非常にしなやかなものです。死んでしまえば堅くなる。みごとな言い方です。動きがないものは全部堅くなる。

万物が生きているということは非常に柔らかくしなやかなもので、死んでしまうと堅くなります。だから、堅くて丈夫なようにみえても、それはもう死んだものの徒で、柔らかくしなやかな状態が生きている姿です。

ここから「柔よく剛を制す」という言葉が生まれ、柔(やわら)の道を説くわけですが、この言葉、実は老子から出ているのです。

『素問』の玉機真蔵論や『霊枢』終始篇に出てくる「弱もって滑、胃の気あり」、「邪気の来るや緊にして疾、穀気の来るや徐にして和」を基に老子と組み合わせ、それを20年にわたる臨床によって確認し、その20年後の今、新たに改訂版『胃の気の脈診』を著しました。

　臨床に臨床を重ねて40年、そしてできあがった書物です。私なりに自信をもって世に送り出しています。

　話を老子に戻しましょう。

　老子は文明が賢知を尊重し、欲望の奢侈をあおることへの批判をしています。智恵があって、それから欲望を煽る――これは大変な間違いだとしている。

　「与えられたその食をうましとし、貧しくてもそれをおいしいと思いなさい。おいしいものを食べたらまずいものを食べれなくなる、これは人間の性です。しかし、今与えられている環境を最高だと考え、これは道が与えた運命だと考えてみよう」という。それなりに納得できますよね。

　「先生太りすぎて困りますわ、何とかできませんか」と言う患者さんに「あんた、贅沢なこと言うな！世の中、食べれなくて死んでいく人がいるのに、太って病気するとは何事や！」と、叱ります。

　与えられたその食をうましとするというのはなかなか難しい。与えられたその環境を良しとするのはこれまた難しいけれど、道の教えからいえば、欲望への反省を促しているわけです。

　老子は「能力の優れているものを賢いとし、劣っているものを不肖とする。そして、前者の知的好奇心はエスカレートする。知的好奇心によって世の中を支配している間はともかく、彼らの心の中心が対象世界に限りなく拡散するところに問題がある。本当は自らの心の中にそれを追求しなくてはならないのに、外へ外へと対象を求める。新たな対象を求めていくと、それが限りない欲望となってつながっていく。

　当然のことながら、本来もって生まれたところの、真の叡智を失っていくであろう」と説くのです。

9　「補」「瀉」に秘められた意味

　なぜ私がこのように老子のことを喧（かまびす）しく言うかというと、老子の中に『素問』『霊枢』を育みそだてた「補」「瀉」という考え方があるからです。

　私自身、補瀉はついこの間まで、『孫子』の虚実篇から生まれたものだと思っていました。

　ところが、すでに『老子』の中に「有り余るを減じ、そして足らざるを補う」とありました。これは、あらゆるものに道が働いた場合、そういう有余なものを取り除き、足らざるを補う働きだということです。それは天の理法だといっています。

　我々はその道の分身として、道を病んでいるものを治すだけで良い。虚実補瀉で治す。**単なる肉体的な治し方ではなく、天の理法に従っている**。これは人間が考え出した智恵ではありません。そういうことを背景に鍼をしているものですから、効き目は当然違ってきます。

　老子の有名な一節に「知る者は言わず、言うものは知らず」とあります。

　実際、よく知っていて饒舌な人もいますが、老子がここでいうのは"言い方"です。「本当にものを知っている者は言わないぞ、ベラベラしゃべる者は実は知っていないぞ」という。

　名に基づく概念、そういうものによって築きあげられた知的体系は、本当の道を捕まえられていないのではないか。本当に知っている者は、そのことを概念で説明できないと知っているから口には出さない。ベラベラしゃべっている者は道の真実を語っていない証拠だという。

　しかし、私はそうでもないと思います。知る者でも、言う場合がある。言う者でも、知っている場合があります。真実を本当に弁（わきま）えたうえで、相対的に世の中の概念で説明する、これはありうることでしょう。

　なぜなら、老子自体が真実は言葉で語れないよといいつつも、81篇にわたって道と道徳について語っているわけですから。

　もし老子に会ったら「老子さん、概念ばかりベラベラしゃべらないで、"知

る者は言わず、言う者は知らず"でしょ!?」と言う人がいるでしょうね。でも、老子はそんなことを言っていません。本当は「世の中の知ったかぶりというのは違うぞ」と言いたかった。そういうことを言ったにすぎないと思います。

次に天の教えである「天の道」です。
「天の道」は古代の中国哲学に連なる根本的なものです。これは儒家も道家も同じです。ただ、人間が天の道、天の教えをどのように受け取るかで違ってきます。
儒家は「本当に立派な聖人君子が政治を行うときは自然が荒れないぞ。自然が荒れるのは、人間世界に君臨する王が間違っている。それを自然が教えてくれている」という発想をします。天変地変が起こるというのは人心が惑っている証拠だと。「修身・治国・平天下」の世界ですね。
一方、老子のいう「天の道」はすべからく道の教えです。天の理法を指します。
このように考えてきますと、私たち鍼灸師が虚実補瀉をすることの意味には非常に深いものがあります。西洋医学的な身体治しとは違います。宇宙を動かして小宇宙の狂ったものを治す。まさしく、余りあるを減じ、足らざるを補う。そこにあるのは単なる肉体の救済ではないということがお分かりかと思います。
私がこの章の冒頭で「人間救済の論理」ということを挙げたのは、そこに意味を見いだすからです。

10 「相対性」を忘れない

老子的な立場では、「人をまず裁かない、否、裁くことはできない」と理解することが大事です。なぜなら、絶対的な道を極めることを第一としているからです。

キリスト教の中に有名なエピソードがあります。

ある売春婦に向かって庶民が石を投げようとしています。そのとき通りかかったキリストが「君たちの中で罪のない、全く罪ない者がまず石をぶつけよ」と言いました。それと同じです。

このように罪のない人間はいません。誰でも大なり小なり罪を犯している。ならば、罪を犯したかどうかという議論の余地はなくなります。なにびとも人を裁ける立場にはないということです。

己の挙行の相対性を忘れて絶対性に置き換えることほど、大いなる過ちはないのではないでしょうか。

ある国が「我々は正義だ、正義だ。だから悪を裁くんだ」といって武力を行使する、核を保有する。自らの相対性を忘れて、絶対性に置き換えている。これぞ大いなる過ちです。こういう教えをもたらしてくれるのが老子の素晴らしいところですね。

繰り返しますが、私たちはそういう思想が根底にある東洋医学、鍼灸医学を学んで病気を治しています。単なる病気治しではないのです。天の理法に従うということです。

老子のいう知の差別と裁断性は「朴」、"素朴"の"朴"で、あるがままの姿を斬る知的な斧です。

鋭い批判です。文明批判とはこういうことをいうのでしょう。人間の賢しらな智恵によって、確かに豊かにはなります。でも本当に幸せになるのかというと決してそうではなく、むしろ不幸になっていることがたくさんあるのではないでしょうか。

老子はそれに対する警鐘、文明文化に対する警鐘を鳴らしているのです。

智恵の真なる危険性は、人間が物質的な欲望を外に求め、かきたてられた欲望が知を狡知（ずるがしこい智恵）にする。そしてこれが争いの器となる。このように人は人を喰う。国が国を滅ぼす。

21世紀初頭のアメリカ、イラク、アフガニスタン、北朝鮮、イスラエル……日本も入りますか。まさに世界全体がそういう構造になっていく可能性があるのです。

11　否定の論理

　老子は知に基づく力の原理を否定します。それ以外にも老子はさまざまなものを否定します。これを「否定の論理」といいますが、単に「否定のための否定」ではありません。本来あるべき道に従う姿を取り戻すために「あなた、間違っているぞ」と否定しているのです。

　だから、老子的な否定の論理というのは、むしろ相手を生かそうとするための"否定"です。「本来の道の姿に戻ることによって助かるんだよ、今の状態は間違っているよ」と否定するにすぎません。

　人類の欲望と人智が、現在のように凶悪化しない「上徳の世」こそ理想的な世の中と考える。尚古主義です。昔は良かったという話、原始の社会こそが、本来の人のあり方と考えます。ただし、共産主義が全盛だった頃の原始共産制に帰れといっているのではありません。

　老子的な発想からすれば、「昔は変な智恵がなかった、計らいがなかったから上手くいっていた。今の世は進歩した、智恵がある、文化文明も発達した、でも実は人間の社会を争いの渦に巻き込んでいる。だからこそ元の古い世の中の方がよいのだ」といっているのです。

『素問』の上古天真論に以下の一節があります。

「上古之人、<u>其知道者、法於陰陽</u>、……食飲有節、起居有常、不妄作勞。故能形與神倶、…………是以志閑而少欲、心安而不懼、形勞而不倦、氣從以順、各從其欲、皆得所願。故美其食、任其服、樂其俗、高下不相慕、其民故曰朴。」

「上古之人、<u>其知道者、法於陰陽</u>」　上古の人は、その道を知るものは陰陽にのっとり…とあります。「道を知る」とは、先ほどの老子の道のことです。天地の理法です。陰陽にのっとり、欲望が過ぎることがないように

せよという。

　与えられたものをおいしいと思い、与えられた環境を良しとする。自らが卑俗な世界、低く貧しい世界を楽しむ。そこには「あいつは上手いことやっているから足を引っ張ってやろう」というようなこともない。「素朴」が最も良いという。

　人が真に肯定されるために何が必要か。それは肯定するための否定なのです。過剰なるもの、放恣なるもの、不必要なもの、そういったものを否定する。「おまえはダメだ、おまえは生きるな」ということをいっていない。

　道の無為によって、人の偽り…つまり過剰なるもの、放恣なるもの、不必要なものを否定する。つまり「本来というもの」は「本来的自我（『弁釈鍼道秘訣集』にも出てきます）」ということです。

　本来的な自己を肯定するための否定だ、こういう論理です。これはひとつの屈折の論理です。

　たとえば中国の山水画は、書いている部分より、書いていない部分を大事にします。書いている部分を実とし、書いていない部分を虚とする。「無用の用」ですね。これは『荘子』に出てきます。

　あるとき、ある人が「あなたがやっている哲学なんて、何も世の中の役に立たないではないか。役に立たないものなら止めときなさい」「あぁ、あなたはまだ智恵は半分だ」と言います。「ならば逆にあなたに問おう。あなたの歩くところだけ道があればよいのか？」と。なるほど結果的にそれだけでは道の働きをしない。道路の働きをしません。「無用の用」を知らないというのです。

　このことを芸術分野の中で、芸術論にまで高めたものが虚実です。習字でもそうですが、空白の部分と書いた部分とのバランス、特に書いた部分をどのように生かすかというのには空白の部分が大事になります。無が有を生かしている。有を生かすために無がなくてはならない。このような論理です。

　そこに、中国の絵画、あるいは書道の哲学が、老子によって解かれるわ

けです。限りなくおもしろいと思います、こういう世界は。そう思いませんか?

そういう偉大な哲学に支えられた鍼、それはやはりすごいです。天の理法に支えられているわけですから。

否定とは、道の無為によって人の過剰な欲望を否定するためのものです。真の否定は大いなるものによる自他の否定です。この"自他を否定する"には、自分だけ正しくてお前たちが間違っているということではなく、「あぁ、あなた、間違ったか、そうか、私にも間違っているところがあるかな」というやさしさがあります。

素直な気持ちがあると、絶対的なものはなくなります。そこへお互いが気づく。そうすると「じゃあ、また頑張ってやろう」と、両者が握手します。だから、自他共に生きる真の肯定が為されるわけです。これが老子の哲学です。

先程、外に智を求めていくことに対する批判がありましたが、こういう哲学があります。

「不出戸知天下」 戸を出でずして天下を知る。

"戸を出でず"は、自分の家から出て世の中を知るのではなく、自分の家の中でもう天下が分かるということです。

宋代の儒家・王陽明や陸象山は、「自分の心の中に世界がある、世界の中に自らの心がある」と述べた偉大な哲学者です。これはつまり、家の中にいても外がわかるんだぞ、といっている。老荘哲学をここまで学ぶとさらに深みが増します。

またこれについて、かの秀才とうたわれた文学者・芥川龍之介がおもしろいことを言っています。

「今の世の中で文学をやる者に何が足らないかというと、数学が足らない。」同じことを言っていますね。数学を理解しないとおもしろい小説が書けないと。

彼はご存知のように、短編小説をたくさん書いていますが、ほとんどは

今昔物語です。彼は言います、人生をいちいち何十年生きなくてもよい、素晴らしい頭で考えていたら、ああでもないこうでもない……、法則性があるというのです。

　数ある彼の傑作のひとつに『藪の中』があります。

　『藪の中』は、いろいろな人が同じ出来事を見ていたのですが、それぞれ見方が違う。だから各々自分を中心にして説明する。それをモチーフにした映画があの黒澤明監督の『羅生門』です。

　このように、芥川龍之介のような頭が切れすぎて数学ができる人にとっては、人生というのは別に長生きする必要はないというわけです。

　彼はまた「人生というのは一本のマッチだ」とも言っています。たった１本のマッチでも、下手をすると大火事になるというようなことを言っています。なかなかの文学者で、しかも哲学者です。

まとめにかえて

まとめにかえて

　『素問』の中に「少火は気を生み」「壮火は気を食む」という一節があります。"食む"というのは食べてしまう、滅ぼしてしまうという意味です。
　「天は人を養（食）うに五気を以てし」
　この"食"という字ひとつでも、「天は人を養うに五気を以てし」、養うという字を"食"と書く。だから「食養」ということをよくいいますが、養生は全て「食養」です。
　同時に"食"は、侵すという意味もあります。食べてしまって、食べられてしまう。おもしろいですね、漢字というのは。
　このことで私は何を言いたいかというと、人間の体は温かいですよね、死んだら冷たくなる。
　人間には確かに気というものがある。ご存じのように、この気には温煦作用があって、体を温めてものを動かす作用がある。だから人間は生きているのです。
　「少火」というのはわずかな熱のことです。一般的に人間の体温は平熱で36.5℃前後あります。この熱と気によって、我々がもっている精や陰精（エネルギーの元になる物質）を燃やしてエネルギーをつくっていく。
　ところが、あまりにも激しい火（邪熱、火邪）になると、気を生じるどころか気を侵すことになります。
　エネルギー代謝の度がすぎると陰精が壊れ、それが気に影響を及ぼして、エネルギーがつくられなくなってしまう。そのあげくに体が冷たくなってしまうのです。
　よく熱病に「昨日まで高熱だったのに、今朝計ったら体温が低い！」という症状があります。これはかなり危険な状態だといっている間に、ともすると手遅れになってしまう。ですからこの熱邪がどの程度かということは、人間の体にとって非常に重要です。
　気と形、それから陰精というものは、陰陽の対を為しています。
　「陰ありて陽あり、陽ありて陰あり」という立場からすると、一方（陰も

しくは陽）が過剰になっても、また不足してもいけません。バランスが大事だということです。

そこで一つの教えが出てきます。**自然をよく観察しなさい**。人は自然の中から生れて、相対的に独立しながらも自然とともに自然に生きている。

私の父・和風は生前、折りに触れて諭してくれました。

「おまえな、いろいろやってそれなりに成功しとるけど、何ぞ困ったことがあったらひとつだけ素晴らしい教えを授けてやろう」
「それはいったい何ですか？」
「**自然をよく見よ**、自然に準えて東洋医学はできたんだ。だから自然をよく観察するとそこに大きな智恵がある」

つくづく良いことを言ってくれました。これはすごい教えでした。私はいまだにその教えを守っています。

自然が存在しないところに東洋医学は存在しない、陰陽和平もありません。その意味でも自然は守らなくてはなりません。
人間が独善によって自然を破壊するなんてことは言語道断です。そういう教えです。

ここから一つ学べることは"自分の中の自然は大丈夫なのか"と尋ねてみることです。

「自分の中の心と体と魂の自然は大丈夫ですか」
「うまく消長していますか」
「循環していますか」
「転化していますか」

よく物事に対して頑固になりすぎる患者さんがいます。
　私はそういう患者さんに「でもねほら、"心"という字、何で"こころ"というか分かりますか？　こころコロコロ転がるから心なんだ。固まってしまったら心じゃないんだよ」といいます。
　人はしなやかな心をもち、いつでも外界に反応していかなければなりません。人間はあらゆる外界（人的環境や自然環境）に素直に反応する。それができないのは、まさしく不自然です。まず自分の中の不自然さを悟ることから始めるのです。
　何か宗教がかっていますが、むろん宗教ではありません。
　私は太極陰陽論がどのように生まれ、発展してきたかということを、文化人類学的な観点から、しかも初歩的な解説をしたにすぎません。そうはいっても、これだけでも深みのある教えが出てきます。

　七情（怒・喜・思・憂・悲・恐・驚）の中で、「びっくりした」を「腰抜かす」といいますよね。びっくり、恐れる、これは腎を傷るといわれます。古くから、腰が抜けたら腎気不固証といって、排尿、排便が困難になって亡くなってしまう人がいました。
　七情は、人間のもつ全ての五臓の気、なかんずく陰陽の気を乱します。だから常に心を安定させていないと病気になりやすくなる。
　では喜びすぎたら人はどうなるのでしょうか？
　世の中には怒ることや悲しいことのほうが多いようですが、かといって喜びすぎてもいけません。努力に努力を重ねて目的を達成した男性が、喜びのあまり、気が抜けたようになってしまったという話があります。
　喜ぶという感情には気を緩める作用があります。この極端な例はともかく、怒りと悲しみが多いときには喜ぶようにする。なにがなんでも、冗談を言ってでも笑わないといけません。
　笑っていると気が緩む。緩むと気が下がる。
　逆に怒れば気が上がる。だから頭痛が起こったり、ひどいときには鼻血を出したり、ときには厥証を起こして倒れてしまう。みんな気が上がって

いるばかりです。
　だからそれを下ろすには、笑う、喜ぶことが基本になります。これも陰陽関係のひとつといえるでしょう。

　人間は鏡を持って自分の顔を見ることができますが、心という鏡は何でしょうか？
　それは「自分を取り巻く他人を見ることによって自分の心を映し出すことができる」ということだと思います。
　最近周りのみんなが自分のほうを向いてくれないな…こんなとき自分のどこかがおかしいはずです。
　ちょうど自分の顔を鏡に写して見るように、他人にも自分のことがちゃんと反応します。
　だからよく自然観察をしないといけないし、人が自分のことをどのように見ているのかなと、意識しなければいけません。
　逆に相手が俯き加減のときは「違うよ、君、俯いちゃいけないよ」と、教えてあげるのです。

【主な人物・用語解説】 ※あいうえお順

<人物>

王陽明
　中国明代の儒学者であり思想家。陽明学の祖。心即理(事物の理は自分の心をおいて他になく、それ以外に事物の理を求めても意味がない)を説き、知行合一(知ることと行動することは別々でなく、切り離せない)を重要視した。

滑伯仁(かつじん)
　滑寿のこと。1300年代に活躍した医人。『十四経発揮』や『難経本義』、『診家枢要』などを著している。滑伯仁が陰盛格陽の患者を脈証の矛盾点から病理の本質を見抜いて見事に完治させた実例を、拙著『胃の気の脈診』(森ノ宮医療学園出版部刊)で紹介している。

伏羲
　中国の伝説では、伏羲、神農、黄帝の三人の王が中国を統一して帝位につき、医薬の礎を築いたとされている。伏羲は易学の基礎、神農は湯液の礎、黄帝は医術全般について論じ「黄帝内経 素問・霊枢」を編み出したとされる。

陸象山
　朱氏と同時代、南宋1100年代に活躍した儒学者、陸九淵のこと。彼の思想が王陽明へと受け継がれた。

<用語>

医易通説(唐宗海著)
　清代の唐宗海が1892年に著した書。医学と易学が相通じ合っているというという立場で、太極や四象、先天八卦・後天八卦、河図絡書や臓腑と天地陰陽の相関性などを展開している。『易経』が医学にも通じているということを示した価値ある書である。

医旨緒余(孫一奎著(そんいっけい))
　明代の孫一奎が著した書で、「不知≪易≫者、不足以言太医(易を知らずして太医ということはできない)」という名文句が掲載されている。

医門棒喝(章楠著(しょうなん))
　清代に、章楠(章虚谷)という人物が著した書物。別名『医論』ともいう。中医基礎理論や診断法のみならず、諸医家の理論や主張の過ちを評してもいる。

易学十講(鄒学熹著)
　『中国医易学』の著者・鄒学熹教授の著作。その第6講では太極図説についての解説が、第7講では太極「含三為一」の法則の応用が説かれている。

易経
　四書五経(儒教の経書)のひとつで、占いのテキストとして有名であるが、その内容は、処世術のみならず、大宇宙と小宇宙を貫く「道」を解き明かす哲学書でもある。

准南子
　2000年以上昔、前漢の時代に、准南国(わいなん)の王・劉安が、大勢の学者たちに編纂させた書物で「准南子(えなんじ)」という。道家が重要視する「道」についての内容が多くあるが、兵法や天文や地形などの学問的な内容も含まれている。

河図・洛書
　「河は図を出だし、洛は書を出だし、聖人これに則る」と『易経』繋辞上伝にあるが、古代中国の伝承によると、河図(かと)は黄河から龍馬が出現し、その背中に描かれていたとされ、洛書は洛水から出現した神亀(しんき)の背中に描かれていたとされる。それぞれの図には深い意味があり、先天宇宙や後天の天地陰陽を象徴しているといえよう。拙著『鍼の力』も参照いただきたい。

キム・ボンハン学説(キムボンハン)
　1960年代、北朝鮮の金鳳漢が、経絡や経穴が実体器官として存在すると主張し、経絡をボンハン管体系、経穴を表層ボンハン小体と命名したことから論争が起こった。キム・ボンハン学説は現在死説化している。

繋辞伝
　『易経』は64の象徴的な卦のあらましと説明から始まり、後半に解説として繋辞上伝、繋辞下伝、説卦伝、序卦伝、雑卦伝から構成されている。この繋辞上伝と繋辞下伝のことを繋辞伝といい、易全般の概論に相当する。「大伝」ともいう。

黄帝内経『素問』『霊枢』
　最古の中国医学書で、東洋医学のバイブル。黄帝内経は『素問』と『霊枢』から成る。『素問』は東洋医学の基本となる陰陽や天人合一思想、養生法や、五臓六腑や経絡、五運六気など多岐にわたり説かれており、『霊枢』においては鍼についても詳細に書かれている。

四書五経
　儒教の9種の書物のこと。四書とは『大学』『中庸』『論語』『孟子』の4つの書のこと。五経とは『詩経』『書経』『礼記』『易経』『春秋』のことである。

周易と中医学（楊力著）
　北京科学技術出版社から1989年に出版された楊力の著書。1992年に医道の日本社からその抄訳本が発刊されている。タイトルの通り、周易と中医学の関係が詳細に述べられている。

傷寒六経
　六経とは、太陽・陽明・少陽・太陰・厥陰・少陰のことで三陰三陽のことである。『素問』天元紀大論に、次のように説かれている。「何を気の多少というのか」岐伯が答えて言う「陰陽の気にはそれぞれ多少があるから、三陰三陽というのである」と。六経も陰陽の変化にすぎない。

傷寒論（張仲景著）
　後漢の張仲景が著した『傷寒雑病論』は黄帝内経と並び尊崇され続けている書物であるが、原著は散逸して現世に存在しない。しかし、西晋時代の王叔和が編纂しなおし、『傷寒論』として現代に伝わっている。六経弁証の大系を確立し、弁証論治の礎を築いた書として非常に重要である。

鍼灸甲乙経（皇甫謐著）
　晋代に、皇甫謐という人物が著した最古の鍼灸専門書とされる。正式には『黄帝三部鍼灸甲乙経』であるが、『甲乙経』とも略称されている。『黄帝内経』を基礎とし、鍼灸についてを体系的にまとめた書となっている。

千金要方・備急千金要方（孫思邈著）
　102歳まで生きたとされる孫思邈の大著。『備急千金要方』と『千金翼方』の2つの書を併せて『千金方』という。唐代以前の医学を集大成し、医道の倫理についても著している。

素問次注（王冰著）
　唐代の王冰という人物が『素問』を再編して註解をほどこし、『補注黄帝内経素問』を著した。この書の別名を『次注』という。

中国医易学（鄒学熹著）
　中国の鄒学熹教授が著した書で、先天八卦・後天八卦・中天八卦が図示解説されている。1989年に四川科学技術出版社から発刊されている。

難経
　完成年代は不詳である。著者は扁鵲という説もある。黄帝内経の要論を81の篇（81項目）にわたって問答形式でつづられている。そこには、脈、内経には掲載されていない奇経八脈の詳細を含む経絡、臓腑、疾病、腧穴、鍼法について述べられている。

八綱陰陽
　表裏（病の位置、浅い位置か深い位置か）、寒熱（病の性質、熱か冷えか）、虚実（病の趨勢、正気が弱っているのか邪気が旺盛か）を分析することで陰陽どちらに傾いているかがわかる。八綱陰陽は病を東洋医学的に診立てるうえで最も基本となる"ものさし"である。

本草綱目（李時珍著）
　明代に活躍した李時珍が著した薬物書。1800種以上の薬物を収め、薬物の挿入絵図も豊富に掲載されており、各薬物の詳細情報を体系的にまとめている。

類経・類経附翼（張景岳著）
　明代の張景岳が、『素問』と『霊枢』に注釈をほどこし、『類経』を編纂したが、その続編というべき書が『類経図翼』と『類経附翼』である。『類経附翼』には、医易に関する理論も掲載されている。

【参考文献】
- 『鍼の力』藤本蓮風著　緑書房刊／2009年
- 『鍼灸治療　上下左右前後の法則』藤本蓮風著　メディカルユーコン刊／2008年
- 『臓腑経絡学』藤本蓮風監修　アルテミシア刊／2003年
- 『易』本田濟著　朝日新聞社刊／1997年
- 『易学精要』鄒学熹著　四川科学技術出版社刊／1995年

謝　辞

　著者が本業を始めたのは21歳、45年前のことである。鍼を持つ時は何時も独特のときめきが生じた。手を染めて以来、いまだに持続している。
　21歳時に、素問・陰陽応象大論の陰陽概論、「陰陽者．天地之道也．萬物之綱紀．變化之父母．生殺之本始．神明之府也．治病必求於本.」の部分を読み、いたく感動した。その理由には二つある。
　一つはこの文言から鍼で万病が癒えるということを教わったこと。
　もう一つは病の解析・病因、病理、病の成立、治療法則、鍼の使い方などの直接、医学に関すること。
　また、人と自然・無形と有形・気と形など、人が生きていくうえでの諸問題を一切解決できるものの見方・考え方が、まさに「陰陽論」にあると教えてもらった。
　先考から、陰陽を極めるのであれば「易経」だと告げられ、「易経」に関する書物をひもといてみたが、さっぱり理解できなかった。そうこうしているうちに瞬く間に15年の歳月が流れた。分からぬままに所作が過ぎていった。
　ある時、「易経」についての非常に分かりやすい本を手にした。おぼろげながら書の言わんとすることが理解できた。40歳前後のことだ。
　次に食養の立場から展開された桜沢如一氏の「東洋医学の哲学」や「魔法のメガネ」を読み解いた。しかし、内経の説く内容と矛盾することが多いことにも気づいた。
　その後、東アジア伝統医学(東洋医学)の歴史、その歩みをつぶさに学んでみた。しかし部分的に陰陽論らしきことを書いたものはあったが、陰陽の臨床に使える具体的な内容のものはほとんど無かったように記憶している(素晴らしい臨床成果の根底には陰陽論の重要なところがあったことも事実である)。
　むろん中医学書も通覧したが、ごく一般的な陰陽論、あるいは哲学の社会科学的弁証法陰陽論しかなく、とても臨床に用いることはできなかった。

縁あって中国四川に赴くことがあり、医易学の大家・鄒学熹先生に直々、易経の概要と彼独自の太極図解釈、加えて先天易、後天易の外に中天易があることを学んだ。50歳前後のことである。この経験は易経読解に大きく影響した。しかし、これも陰陽における臨床応用には及ばなかったが、自らの臨床観察・自然観察、なかでも生物・動植物の観察は大いに学べた。

　「易経」・繋辞上伝にいう「易与天地準、能弥綸天地之道。仰以観於天文、俯以察于地理」（易の世界は天地の働きを基準とする。天地の道をよくあまねくおさめる。天文を仰ぎ見、伏しては地理を観察する）と。

　植物における根茎が背日性を示し、枝葉が向日性をもつということは小学生の時に学んだものだ。

　根茎は土にもぐり土中の水分を吸収し、葉の葉緑素は赤色光線を吸収して炭酸同化作用を成し、光合成をすることを通じて有機化合物をつくるという。上に向けて光を、下に向けて水気をそれぞれ必要だからそのような形態をとる。しかし、一つの植物が何故このような分担作業をするのかということは直接説明していない。

　このことを陰陽論で説明すると簡単だ。つまり枝葉は「陰」だから日・陽を求め、根は「陽」であり水・陰を求めようとする。いわば「磁石の法則」である。

　こうした自然観察は、著者の陰陽論を展開する場合極めて重要で、かつこれに基づいてこまめに臨床観察をするとさまざまなことが分かった。ここに至って臨床に直結する陰陽論がまとまったといえよう。

　いまだに稚拙な論だが、一歩を踏み出したところだ。著者の良心として順次展開していく。

　最後になったが、本書のテープ起こしでは後藤望氏、藤田成丸氏、さらに編集関係では神野英明氏、大八木敏弘氏、三上孝氏、また最終編集長として堀内齊毉龍氏に随分とお世話になった。そして緑書房編集部の方々に多大なご尽力をいただいた。深く御礼申し上げる。

　　　　　　　　　　　　　　　鍼狂人　　藤本傳四郎　　蓮風

【著者紹介】

藤本傳四郎　蓮風
_{ふじもとでんしろう　れんぷう}

昭和18年10月5日生まれ、先祖からの郷里島根県出雲市にて育つ。
十四世鍼医、藤本傳四郎。
昭和40年3月関西鍼灸柔整専門学校卒業と同時に大阪府堺市にて独立開業。
大阪市立大学医学部解剖学教室助教授・藤原知博士に学問的薫陶をうく。同教室の東洋医学の研究会「大阪経路学説研究会」代表幹事となる。
昭和54年研究会を独立させ、「北辰会」を設立し、同会代表となる。
昭和56年より同61年まで母校関西鍼灸柔整専門学校の教員を務める。
平成5年日本刺絡学会評議員となる。
平成7年日本経絡学会(現・日本伝統鍼灸学会)評議員となる。
平成7年交詢社刊「日本紳士録」に登載される。
馬術を趣味とし、日本馬術連盟会員。その他、全日本鍼灸学会、日本伝統鍼灸学会などのシンポジストとして活躍。第4回国際アジア伝統医学会・鍼灸部門の座長、第51回日本東洋医学会学術総会シンポジウム「喘息」にて座長を務める。朝日新聞「論壇」に「鍼灸医学に国保を」と題して論文掲載される。
現在、国立神戸障害センター講師、森ノ宮医療大学特別講師、森ノ宮医療学園専門学校特別講師として活躍。
主な著書・共著に「弁釈鍼道秘訣集」、「針灸舌診アトラス」(緑書房)、「胃の気の脈診」(森ノ宮医療学園出版部)、「鍼灸医学における実践から理論へ パート1、2、3、4」(たにぐち書店)、「臓腑経絡学」(アルテミシア)、「経穴解説」、「鍼灸治療 上下左右前後の法則」(メディカルユーコン)、近著に「鍼の力」(緑書房)、「鍼1本で病気がよくなる」(PHP研究所)がある。その他論文多数。

東洋医学の宇宙 ―太極陰陽論で知る人体と世界―
_{とうよういがくのうちゅう　たいきょくいんようろんでしるじんたいとせかい}

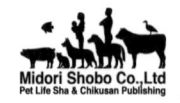

Midori Shobo Co., Ltd
Pet Life Sha & Chikusan Publishing

2010年3月10日　第1刷発行

著　者	藤本蓮風
発行者	森田　猛
発行所	株式会社緑書房
	〒103-0004
	東京都中央区東日本橋2丁目8番3号
	TEL 03-6833-0560
	http://www.pet-honpo.com
DTP編集制作	有限会社オカムラ
印　刷	三美印刷株式会社

©Renpu Fujimoto
ISBN978-4-89531-845-7 Printed in Japan
落丁、乱丁本は弊社送料負担にてお取り替えいたします。

本書の複写にかかる複製、上映、譲渡、公衆送信(送信可能化を含む)の各権利は株式会社緑書房が管理の委託を受けています。
〈(社)出版者著作権管理機構 委託出版物〉

JCOPY
本書の無断複写は著作権法上での例外を除き禁じられています。複写される場合は、そのつど事前に、(社)出版者著作権管理機構(電話 03-3513-6969、FAX 03-3513-6979、e-mail:info@jcopy.or.jp)の許諾を得てください。